溫養不痛經

全方位呵護女性的中醫小妙方

調經除痛聖手
余應偉◎著

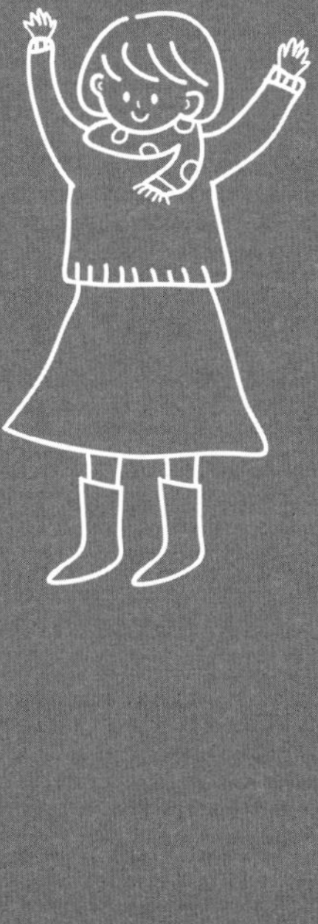

推薦序 專於一，必以成

唐代韓愈在《師說》中說：「孔子曰：『三人行，則必有我師』。是故弟子不必不如師，師不必賢於弟子。」為師者，皆有一願，即欲見弟子之賢於師也。今我有幸而見之，應偉為我之賢弟子也。

還記得應偉跟隨我學習的時候就特別認真。那時候無論何種病症，他都會仔細鑽研，並且常常與我討論，讓作為導師的我非常欣慰。我當時想，孺子可教也，只要他這麼專注下去，將來一定會獲得成功。

不出所料，應偉成為了一名深受信任的好醫生。近代學者王國維在《人間詞話》中說：「古今之成大事業、大學問者，必經過三種之境界：『昨夜西風凋碧樹。獨上高樓，望盡天涯路。』此第一境也。『衣帶漸寬終不悔，為伊消得人憔悴。』此第二境也。『眾裡尋他千百度，驀然回首，那人卻在，燈火闌珊處。』此第三境也。」一個看似簡單的道理，卻不是人人都能領悟到的。應偉通過學與思，知與行，充分踐行著王國維先生所說的做學問三種境界。特別是在二〇一三年以「余不痛經」為名，開通微博以來，猶自躬行實踐，醫道漸深，美名享譽京城內外。可以說，他這麼年輕，就已經尋覓到了自己的理想，自己的目標，找到了自己努力鑽研的方向，並且矢志不渝。在這條救危濟困的行醫路上，應偉步履踏實，一步一個腳印，越走越遠，攀登上一個又一個高峰。當然，在攀爬的過程中，不會一帆風順，會有痛苦、迷惑，也要經過脫皮、破繭，反反復復。但是，只有這樣，才能成就名醫，就像先賢孟子所說「故天將降大任於斯人也，必先苦其心志，勞其筋骨，餓其體膚……」不僅必有超世之才，亦必有堅韌不拔之志，亦必有衣帶漸寬終不悔之刻苦，才能最終走向成熟，達到理想之境。

應偉在這方面可謂是如魚得水，鑽研著自己最喜歡的工作。

多年來，應偉一直致力於在理論與實踐上為廣大女性朋友科學普及婦科疾病知識，尤其是在微博上，不遺餘力地「傳道授業解惑」。我曾經讀過其中的一些文章，內容很好，寫得很認真，很具體。完全從患者的角度入手，從患者的立場出發，指導性很強，簡單實用，沒有所謂的假、大、虛。但是微博的傳播畢竟存在其局限性，為了讓更多的朋友擺脫疾病的困擾，他一直覺得應該把內容擴散到更多的媒體當中去，而出版一本圖書，就是能夠達到這種效果的較好途徑。

記得幾年前，應偉就向我提過，想把診療醫案系統歸納整理一下，為廣大女性朋友寫一本書，幫助她們解決影響生活的諸多疑難問題。這想法很好，我很支持他，也相信他能寫好這本書，因為我知道應偉是一個有理想、有經驗、有思想、有擔當和負責任的人。經過幾年的艱辛，而今碩果已成，在我看來這本書就是送給廣大女性朋友的「饕餮大餐」。

應偉把他寫好的書稿送給我看，作為老師，看到自己的學生做出成就，我很欣慰。內容非常豐富，沿用了他一貫的實用風格，每一個字都是為了解決讀者具體問題而寫。沒有冗長的說教，文章以具體病例入手，再輔以不同情況的可能發展，並以針對性的方劑結尾，不但讓讀者瞭解疾病的病因，而且提出辨證施治的方案，切實為讀者解決問題。看似簡單，卻麻雀雖小五臟俱全，幾乎包含了每種疾病的全部內容，充分體現了一名醫者的良苦用心。

多年來，我與應偉一直亦師亦友，看著他一步步成長，獨當一面，創造了個人品牌，我很驕傲。我一直希望弟子都強於我，只有這樣，才能夠更好地發展和延續中醫事業，造福更多人。

中華中醫藥學會副會長　李俊德

推薦序 善為經綸手，樂著有用書

一日，友人余應偉大夫出所著《溫養不痛經：全方位呵護女性的中醫小妙方》醫案見示，言將付之以剞劂，問序於余。辱承不棄，拜而受之。星夜攜歸，細細翻看，良多感慨矣。我首先想到了王充《論衡》中的話：「為世用者，百篇無害；不為用者，一章無補。」拿來比況應偉大夫之所著，則適足以當之。我認為，這是一本實用性的「為世用」之書。

京華醫學淵藪，名家彙集。應偉先生以而立之齡，卻早懸壺北京有年矣。擅婦科，精醫道，猶能發微。患者慕名，戶限為穿。報章多有推美，社會譽為良醫，醫界稱其為「年輕的老大夫」。他迅速躋身京城中醫名醫之列，且漸有卓然超絕之勢，委實令人肅然又欣然。掩卷思之，其有成之由，絕非偶然之幸，乃自有必然成功之道理也。

昔人云：不為良相，更為良醫。良醫者何？必以之誠，必精湛其技，必以濟人為急務。應偉先生幼而好學，精通岐黃之術，既有濟世情懷，又有濟救蒼生之志。應偉北京中醫藥大學畢業後，猶劬學不輟，孜孜以求。訪請名醫，拜師中醫先輩。耳目所及，取精擷華。十餘年來，潛心醫道，不虛度流年。先後通過中國衛生部國家中醫藥管理局的醫師資格考試，成就不菲。自他懸壺行醫後，診視之際，察色觀毫，均能準確地詳審證候，用藥恰當，做到應手回春。並以其專技專術，尤其是女子痛經方面，幾無不治之病，且無治而不痊者也。未及壯年，即被目為醫界老大夫。也正因此，他同時被聘為幾大醫院的坐堂大夫，其掛號單更是一籤難求。即使經年累月，旰衣宵食，猶應接不暇。不啻京畿，甚至臨近諸省市，更有新疆、內蒙古、雲南等邊域患者，多乘飛機慕名來求治。

醫生不同於其他職業，不能速成。若無回春妙手，學識輕淺，則等於殺人於無形。因此，為醫者，必窮其醫理，探其精奧，方能洞見癥結，否則，僅一庸醫而已。這是他發給我的微信上的話，並引用了古名醫之言，曰：「學不貫今古，識不通天人，才不近仙，心不近佛者，寧耕田織布取衣食耳，斷不可做醫以誤世！醫，故神聖之業，非後世讀書未成，生計未就，擇術而居之具也。是必慧有夙因，念有專習，窮致天人之理，精思竭慮於古今之書，而後可言醫。」（明．裴一中《言醫》）斯言極是，庶幾可看作他的座右銘。而要想成為一代聖手，亦必專於是也。

凡天下有為之士，無不勤勉刻苦，堅韌不拔，朝斯夕斯，方能出乎其類，拔乎其萃。應偉先生雖聲名鵲起，猶不敢馬虎。大凡古今岐黃之書，只要有得，無不披閱。又結合自己臨床經驗，熔古鑄今，寫成心得。暇時開課講義，傳播健康理念，普惠大眾。于治病方藥，又知無不言，言無不盡。其所開方子，抄閱者眾。《溫養不痛經：全方位呵護女性的中醫小妙方》，即是其積年思索、積年實踐之結果，以心法之所得，分門別類，列為醫案。並參對諸書，詳以己見，終成一家之言。而此書的出版，也算是化身千萬、有益眾生的善舉了。而醫者之哲思，亦於此書，一發其凡。

更為重要的是，這本從大醫學、大健康的概念出發，開卷易明，曉暢通達，不故作高深，不以時髦之語掩飾時人耳目。在實用的醫方之外，尤其強調以善養為務，防患於未然，防病於未得。此亦為「醫」之根本也，即預防大於醫治。古代醫學如此，現代醫學亦如此，都是以中、晚期的治療為末，而以早期預防、重視預防、健康教育、服務健康人生為根本旨歸。本書所言之療方，悉有根底，其經驗之富，說理之明，列舉之詳，方法之實用，實有功於社會人生。愛美之人，講究健康之人，怡情養生之人，一書在手，將受益不盡。

《溫養不痛經：全方位呵護女性的中醫小妙方》，明徹、客觀、簡單、實用，給女性提供了一個理性、開闊的健康認知平臺，對困擾女性的一些根本問題，做了言之有據的透澈分析，引領女性更從容、更優雅、更有尊嚴地面對病痛，幫助、提升自己去打理健康，找到相對更好的健康之道，最終實現健康人生、美麗人生之終極理想。因此，這是一本極有價值的書，故我樂為之序。

著名作家　楊　府

推薦序　不忘初心，方得始終

余大夫很早就約我為他的新書作序，我思來想去很久不知如何下筆。從事中醫健康產業這麼多年，逐漸使我認識到，世界上沒有能治療好所有疾病的大夫，不僅西醫如此，中醫也是如此。

想起來余大夫剛來正安的時候說想開個微博，讓我幫他起個名字。那時候他全部精力還是放在治療痛經這一塊，「余不痛經」這個名字就一下子蹦了出來。於是這個就一直用到現在。其實余大夫不僅僅治療痛經，凡是婦科所涉及的問題他都能有比較好的療效，對各種痛症他基本上能做到針到病除。我剛開始知道余大夫的時候，約他出來聊天，在送他回家的路上，正好我腰上有個地方不舒服，就想讓余大夫給針一下，本來以為要紮大腿，余大夫說：「不用不用，紮肩膀就會管用。」一針下去，痛就消失了，當時我一下子就堅定了要請余大夫來正安出診的決心。而且自從余大夫來正安出診後，我們全家老小都找過他看病。

我一直相信病人的口碑就是大夫水準高低最直接的評價方式，所以這麼多年來，正安一直有一個複診機制。最基本的就是我們會統計每一個大夫的複診率，每一個來正安看病的病人，我們都會知道他是初診還是複診。幾年下來，余大夫接手的病人複診率一直居高不下。其實這也算是正安的淘汰機制，沒有病人複診的大夫或者是複診率很低的大夫自己會自動從正安離開。所以能在正安「混」下去的大夫，基本上都有兩把刷子。余大夫在正安待了這麼多年，每次只要是他出診，正安就處於一個門庭若市的狀態。大夫的療效不言而喻。

作為正安的創始人，我在這個行業摸爬滾打這麼多年，看到了很多大夫在正安進進出出，感慨良多。

中醫這個行業還是需要有點理想才能堅持走下去的。在中國政府鼓勵中醫發展的這個好時機，各種類似正安這樣的診所如雨後春筍般冒了出來，越來越多的大夫走出體制進入各色各樣的中醫診所。這是一種好現象，但同時我也為這種現象擔憂，江湖越來越魚龍混雜，每個人初心不同目的不同，搬起石頭砸自己腳的事情也經常發生。沒有真本事也很難在體制外生存。人心越來越浮躁，每個人都想參與進來，真正踏踏實實搞中醫為病人服務的醫生不知道占多大比例。余大夫讓我敬佩和欣賞的正是在這一點。他好像不怎麼理會外界的紛紛擾擾，一直在用最單純的方式在做自己的事情，作為一個已經小有成就的中醫大夫，他還趁閒暇時間去找更老的大夫跟診，自己看病的水準也日益精進，整個人也越來越謙虛低調，客人的複診率也一直居高不下，看病的療效也越來越好。我想，正所謂：「不忘初心，方得始終」，說的就是像余大夫這樣的從醫者吧！

著名媒體人、正安中醫創始人　梁　冬

自序　為什麼出這本書

醫界有云：「博涉知病，多診識脈，屢用達藥。」其意是說，只有勤求博采，反復臨證，才能知曉病機；經過大量診脈，悉心揣摩，才能辨脈體，曉脈理；反復實踐和體察藥物，才能通達藥性，自出機杼。這既是一個中醫自古以來的成功經驗，也是一代年輕中醫必走的成才之路。我步入杏林十餘年，僅是一名中醫的後學，這些年牢牢紮根於臨床，作為我的行動指南和努力方向，跟師臨證，勤於實踐，才有了本書的經驗沉澱。

我畢業於北京中醫藥大學，曾受業於中醫骨傷大家孫樹椿先生，學習中醫骨傷、筋傷手法，悉心領悟「手隨心轉、法從手出」的技法要旨；師承北京國醫名師「中華神針」谷世喆博導，深入學習標本根結氣街理論，為特定穴的精熟應用打下堅實基礎；師從首都醫科大學附屬北京市中醫院針灸科主任周德安教授，潛心研習「治病先治神，怪病必治痰」的臨證要訣，靈活運用「頸四針」「腰五針」以及「調氣止痛」等針灸驗方；隨師中醫外治聖手林傑老師，修習疑難病診治技巧，領悟「從陰引陽，從陽引陰」的中醫治療觀。在多年臨床中，根據疾病的特點和患者體質的不同，尤擅運用針灸、湯藥、正骨、推拿、刺絡、臍療、敷貼、熱熨、藥茶、食療等方法，凸顯治療手法的針對性，對痛經、乳腺增生、痤瘡、黃褐斑等婦科病取得了滿意的療效。鑒於求診患者口耳相傳，有的甚至從外地、國外前來診治，於是我開始著力於婦科病防治的驗方研究。

微博興起時，我試著開通微博，迄今有粉絲十餘萬。在繁忙的診務之餘，我針對婦科常見病，介紹一些藥茶、藥酒、湯煲等食療調攝小方，以及臍敷、足浴、艾灸、按摩等外治技法。伴隨著患者的日益增多，我已不能一對一地回復每位尋醫問藥的患者，而且每個人體質有別，所患證型各異，許多網上問病者無法前來，難以落實望聞問切、辨證論治的宗旨。於是，為能幫到更多的患者，在診治上能切中肯綮，我梳理了婦科常見病中操作方便、療效確切的外治經驗，方便患者自我調攝，這就是我編寫本書的初衷。

面對現代社會的生存壓力和女性自身的發展需要，越來越多女性在工作、家庭之間「顧此失彼」，甚至忽視了健康。古人認為，女子性多脆弱，病多隱曲，加之情緒上的焦慮緊張、生活不規律和不瞭解自己身體，大大增加婦科疾病發作的概率。女性一生要歷經青春期、成熟期、懷孕期、產褥期、更年期和老年期，每個時期都有不同生理特點，都可能產生不同疾病。本書從女性經、帶、胎、產、乳等婦科常見病的多個方面，深入淺出地介紹養生調攝的實用方法，教大家從生活細節做起，如飲食、按摩、藥物調理、運動養生、情志疏導等。這些方法實用簡便，療效確切，可操作性強，但願能切實幫助大家解決一些亞健康問題，從而學會做一個內外兼修的靚女人。

余應偉

目錄

chapter 4

健康的乳房，讓妳做自信美好的女人

chapter 5

養護女人的「祕密花園」，解除子宮和卵巢問題 125

chapter 6

關愛「生命的搖籃」，揮別不孕症 147

chapter 9 掃除憂鬱好心情，調節心神有妙方

第一章

趕走寒濕，
溫養美麗

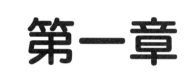

寒不寒早知道：寒濕的自測與診斷

俗話說「病來如山倒，病去如抽絲」，我們經常用這句話形容病發之猛烈與病癒之緩慢，這是站在病人角度感受到疾病來時的猝不及防。其實任何事情的發生都不是偶然，早在開始時便埋下了必然會發生的種子，站在醫生的角度更容易看到這種必然性，所以很多醫生會把這句話反過來說，叫做「病來如抽絲，病去如山倒」。

任何疾病的發生都是有徵兆的。在中醫界一直流傳著這麼一個故事：張仲景見王仲宣，王仲宣即東漢年間建安七子之一的王粲，仲景對王仲宣說，「君有病，四十當眉落，眉落半年而死」，然後囑咐王仲宣要服「五石湯」。王仲宣並沒有把這件事放在心上。三天後，張仲景見到王仲宣，問他是否服藥，王仲宣說已服，但張仲景看他的臉色斷定他沒有服藥。二十年後，王仲宣果然「眉落，後一百八十七日而死，終如其言」。所以，王仲宣的眉落不是偶然，二十年前見到張仲景的時候就已經初露端倪，眉落的症狀在他身上潛伏了二十年才發作。如果當初他信仲景所言，重視疾病的徵兆與治療，或許就不至於落到「眉落而死」的境地了。

通過上面的故事，我們知道了「防患於未然」的重要性。那麼，說到寒濕，對於女性來講，如果不祛除會產生哪些後果呢？首先是肥胖，尤其是下半身，濕氣趨下，寒濕日久，帶脈鬆弛，中醫形容其為「腰部溶溶如坐水中」「腹重如帶五千錢」。其次就是痛經（血為寒凝，濕氣阻絡，不通則痛），以及各種婦科疾病如子宮肌瘤、子宮腺肌症等的發生。最後，生產時還會由於痰濕過盛而不利於順產。要解決這些問題，最好是在問題初露端倪時就發現並扼制。

身體釋放什麼樣的訊號代表體內已經出現了寒濕呢？首先是手腳冰涼。不要小瞧這個症狀。手腳是四末，是身體在出現問題時為求自保首先會捨棄的部位。腳離心臟最遠，身體能量不夠時，首先會出現腳冷，很多心臟病患者最開始出現的症狀就是腳冷，一年四季腳很熱的人基本上不會得心臟病。而且手腳涼與否可以作為衡量疾病是否治癒以及醫生水平高低的標準，若越治手腳越涼，足以證明病情不僅沒有好轉反而惡化了，也足以證明醫生治療這種疾病的能力有限。若治療過程中手腳越來越熱，證明身體的能量越來越足，正氣越來越足，疾病正在好轉，即使是西醫的治療也可以用這個標準去衡量。另一個標準是小腹的贅肉是否增多。很多女性想要身材苗條、小腹平坦，可是再怎麼減肥，有時小腹的一些贅肉都非常頑固難減，這也是身體的自保反應。身體任脈走軀幹前面正中，若身體越來越寒涼，身體會自發地運送更多脂肪到小腹，以確保關乎女性「經帶胎產」的下焦的熱量。中醫說「脾主少腹」，小腹變大其實是脾虛的一個表現，脾虛絕大多數是「濕邪困脾」，因為脾喜燥惡濕，所以脾最容易被濕邪所困，其中一個明顯的表現就是小腹變大。小腹贅肉的增多也能作為測定寒濕的標準。

寒去「便」自通，治便祕排毒素

世界上很多人有過便祕的痛苦，無論是年輕人還是老年人。老年人便祕一般都是因為體虛，氣虛無力推動大便排出，這種情況一般稱為「虛祕」。大部分人尤其是年輕人體驗到的是「熱祕」，就是身體因高熱或是喜食辛辣造成大便乾結，或者是由於過度減肥，油量攝入過少，導致基礎代謝率降低而造成排便次數減少，或者是長久特意憋便造成的排便次數減少，這樣都會造成大便停留在大腸內時間過久、水分減少而形成大便乾結。

還有一種便祕，中醫稱之為「冷祕」，顧名思義，是因陰寒凝結形成的便祕。若把大腸看做是河流，天寒地凍，河水凝結成冰，這種情形下形成的便祕我們稱之為「冷祕」。這種寒冷形成的便祕治療後一般會出現類似腹瀉的情況，不用擔心，這是身體「解凍」的表現，就像身體裡的冰塊，化開後被排出去。最後一種便祕是「濕祕」，由於身體濕氣過重，造成大便黏膩難解，大便不一定乾燥但如廁時間會特別長，並且由於濕氣過重，解出的大便特別粘馬桶，總沖不乾淨。

對女性來說，冷祕和濕祕最為常見，這是由於各種原因導致女性身體感受寒濕而形成。其實冷祕和濕祕的患者稍有不同，在表面上也比較容易區分。冷祕常見於青年女性，這種人一般比較愛美，身形比較苗條，即使冬天也過分追求美麗，就是在寒冬中也不穿秋褲，所以身體多少會被寒邪侵襲。這種人就診時和大夫對話過程中，一般會有搓手跺腳的動作，因為她們絕大多數情況下都會手腳冰涼。而濕祕之人外形一般比較肥胖，尤其是下半身肥胖。這種人絕大多數情況下伴隨有脾虛，特徵是容易在吃飯後出現困乏，並且一般在上午九～十一點之間呵欠連天，嚴重時還會出現打嗝困難。仔細回想一下，各位是不是也有這種情況？若出現這些情況，證明身體已經出現脾虛的證候，若不注意，濕氣會累積得越來越多。一般在這種情況下，減肥會變得非常困難，尤其是節食減肥。

祛除身體寒濕之氣，才能改善身體的大環境，大便才會暢通無阻。進一步說，其實不僅是便祕，治療所有疾病都需要改變大環境，只有大環境改變了，邪氣發展壯大的條件才會消失，身體才會清靈。舉個例子，好比環境陰暗潮濕的廁所長滿了苔蘚，要去除這些苔蘚，光剷除是治不了根本，最重要的是要給廁所通風，讓風氣帶走陰寒濕氣，這樣改變了大環境，去除了陰寒濕氣生長的條件才能根治苔蘚問題。

要怎樣才能趕走人體的寒濕之氣？適量的運動是一個很好的方法。運動能使一身之氣循環起來，補充身體的正氣，最明顯的就是手腳會變溫暖，而且最重要的是鍛鍊了四肢和肌肉，減輕了脾臟的負擔，有利於脾臟功能的自我修復。外在的運動加上內在脾臟的修復可以很快去除人體寒濕，附帶解決便祕問題。身體的整體狀態會變得越來越好，而且各位會愛上運動。有研究表明，跑步時大腦會釋放內啡肽，這和人快樂時大腦釋放的因子是一樣的，所以跑步時會心情愉悅。每天身上散發的都是朝氣蓬勃的氣息，不僅會趕走寒濕，整個人也會變得越來越健康、越來越容光煥發，肌膚會變得光滑緊實，身體會顯得更年輕。只要慢跑就好，速度要慢，時間宜長，身體微微出汗，越跑會越有精神。

小妙方：黑豆山藥芝麻粥

【原料】黑豆20克、核桃仁10克、山藥50克、黑芝麻 5克。

【作法】將四味藥共熬粥到豆熟爛為止。

【功效】健脾補腎，對於恢復人體正氣以及祛除寒濕之氣有良好效果。

要美麗，不要「凍人」，趕走濕寒

崔健曾唱過一首歌《不是我不明白，這世界變化快》，我也無法理解現代社會匪夷所思的畸形審美，越來越多人「露腰」「露臍」「露腳踝」，尤其不分男女都會露腳踝。

肚臍是人體上的一個大穴——神闕穴，風寒之邪很容易由肚臍長驅直入，侵襲人體，導致各種痛經、不孕不育。中醫講「腰為腎之府」「腎為先天之本」，經常露腰會傷腎，人體的體質會變得虛弱，抵抗外邪的能力便隨之下降。顧護人體的衛氣來自下焦腎氣，腎氣實較不容易被外邪侵襲。

「風寒濕三氣雜至合而為痹」，若身體關節長年被風寒濕三氣侵襲，年齡漸長以後，各種關節問題會逐一顯現，尤其是類風濕性關節炎，痛感強烈，治療起來非常棘手。我經常看到風濕、類風濕關節炎的病人來就診，尤其是類風濕患者的手都腫脹變形，別人不得近身，一靠近就會覺得痛，疼痛程度可想而知。為了「美」，付出的代價挺大的，但端莊典雅、落落大方才是一種健康美。

女性若出現手腳冰涼、小腹冷時就要有所警惕。如果還伴有痛經且月經有血塊、子宮肌瘤等一些婦科問題，說明身體問題比較嚴重，需要及時「止損」，以絕後患。

要如何止損呢？中醫裡有一味神奇的草藥——艾葉，性溫，無毒，灸治百病，尤其是由寒濕導致的一系列婦科病。治療方法有艾條灸肚臍、艾葉泡腳。尤其是艾葉灸肚臍，效果堪稱立竿見影，艾葉的溫熱之性會順著肚臍直達病所，一下子就化開了腹中寒氣。常灸肚臍，手腳會開始變溫熱，小腹不會冷，痛經消除了，一系列的婦科問題也改善了。具體用法是用艾葉120克，鹽30克，先將艾葉打碎，與鹽混勻，入鍋內炒熱，裝入紗布袋，趁熱熨帖於少腹部（以神闕穴、氣海穴、關元穴等穴為中心區域）。每日2～3次，月經前後連用7日為一療程。適用於溫通血脈，暖宮祛瘀，用於寒濕凝滯引起的各種痛症，治療痛經尤為見效。

若要用飲食改善，可以適量食用羊肉。一到冬天，人們就喜歡吃火鍋、羊肉爐。之所以要吃羊肉，主因是羊肉性燥熱，冬天吃會覺得通體溫熱，有足夠的能量抵禦嚴寒。體寒的女性不妨常吃一吃羊肉，喝點羊肉湯，體質就會慢慢改善。但要注意，羊肉比較燥，晚上吃多了容易失眠。

當然，對於常坐辦公室的上班族們來說，還有一個更簡便的辦法，就是喝一些祛寒濕的茶。

小妙方：陳皮茯苓茶

【原料】熟普洱3克、陳皮3克、茯苓6克。

【作法】將三味藥直接泡水飲用即可。

【功效】通達人體的氣機，祛除人體的濕氣。

在家驅寒用艾灸

中醫的治療方法有很多小妙招簡便易行，像艾灸就可以自己在家做，只要找對穴位，用對方法，就能起到很好的治療和保健作用。

中醫認為，男人屬陽，女人屬陰。相較於男人，女人的身體更容易被寒邪侵襲，造成一連串的身體疾病。尤其是青春期過後的女性，常會出現腹痛，最常見的表現就是痛經。飽受痛經折磨的女性十之八九，輕則腹痛綿綿，持續不斷，重則痛如刀絞，冷汗淋漓，很大一部分原因就和寒邪有關。我們在臨床上發現，凡是小時候愛吃冰的女性，來例假後都會出現痛經，所以不要覺得寒邪只會在例假時「興風作浪」，這些寒邪都是從小一點一點積累起來的。

很早前我接診過一名女性，20多歲，閉經。當時覺得20多歲閉經簡直不可思議，問了原因發現，原來來例假當天她並不知情，在商場逛了一天，又累又渴又熱，一天內吃了18根冰棒，自那次之後，例假再沒來過。她嚴重閉經，臉上明顯衰老。寒邪的侵襲的確非常可怕，可謂無孔不入，所以必須要多管道、多方法地驅除體內寒邪。

有效驅除寒邪最簡便易行的方法便是艾灸。艾屬九，為純陽之數，能有效對抗寒邪。

艾灸的第一個大穴是神闕穴，俗稱肚臍，無論是久寒還是虛冷都可艾灸神闕穴，它是驅寒的首選穴位。艾灸時間可以略長，15分鐘以上都沒有問題。注意要距離皮膚2～3公分，以免燙傷。一手拿艾條，另一手可以食指中指岔開放在肚臍上，感受溫度，及時調整艾條與肚臍之間的距離。這個方法尤其在幫別人艾灸的時候最有用。曾經有一個女大學生，在來例假當天痛到跪在椅子上冷汗淋漓，我讓助手給她艾灸肚臍，大概一分鐘的時間，這個女生突然說一點都不痛了。據她描述，艾灸時感覺有一股煙從肚臍鑽進了她的小腹，那一瞬間腹痛就消失，整個人也突然精神煥發起來。這是我目前見過艾灸神闕穴治療痛經最神效的一次。

其次還可以艾灸關元穴，它和神闕穴同屬於任脈，同時又是小腸的募穴，不論是婦科疾病造成的腹痛還是胃腸道疾病造成的腹痛，都可以艾灸關元穴。關元穴在臍下三寸，身體前正中線上，找的時候可以採用同身寸法。所謂的同身寸法就是以自己體表的某些部位折定分寸，作為量取穴位的長度單位。例如自己拇指指關節的寬度為一寸；食指、中指、無名指和小指四指併攏，以中指中節橫紋處為准，四指橫量為三寸。同身寸只適用於個人，每個人都有自己的同身寸。關元穴就在肚臍下三寸，自己四指併攏放在肚臍下，食指和肚臍下緣對齊，小指下就是關元穴，為關藏人體元氣之處，很多武俠小說稱之為丹田。艾灸關元穴10分鐘左右可有效去除寒邪，緩解痛經、腹瀉等一系列由寒邪造成的疾病。

還可以艾灸陰陵泉穴、地機穴、三陰交穴。三者同屬於脾經上的穴位。中醫講「脾主少腹」，凡是腹痛、腹瀉都可以艾灸這三個穴位。陰陵泉穴在「膝下內側、輔骨下陷者」，腿伸直更好找。陰陵泉穴疼痛明顯，尤其是脾虛之人，陰陵泉穴更是碰不得，脾虛嚴重者陰陵泉穴甚至會摁出淤青。找到陰陵泉穴就找到了地機，地機在陰陵泉穴下三寸，同身寸法可得之。三陰交穴在內踝上三寸，脛骨後方。三陰交穴是人體腿部三條陰經，即脾經、肝經和腎經的交匯點，最容易受寒邪侵襲，所以常摁三陰交穴、艾灸三陰交穴不無好處。

還有很多穴位可用以驅寒，最常見的就是上述五個，簡單易操作，自己也可以給自己艾灸，比較容易找。在月經前兩到三天艾灸這些穴位，每天艾灸半小時可有明顯的效果，會大大減輕痛經的程度。月經期間也可正常艾灸。

第二章

腎和氣血才是女人的「根本」

好腎讓女人永保青春之美

腎為人的「先天之本」，腎的生理功能直接關係到沖任、子宮、胞脈等功能，腎功能不正常可直接引發婦科疾病。

腎藏精，腎精包含腎陽和腎陰，腎陽作用於腎陰則產生腎氣。腎氣充足，人體的先天之氣即充足，這樣的孩子抵抗力強壯，比一般小朋友不容易生病，給人一種「虎頭虎腦」、很結實的感覺，這是因為小孩子繼承了父母的腎氣。若父母年輕力壯、腎氣充足，這些腎氣便會成為小孩子的先天之氣。父母的身體強弱在懷孕那一刻起便決定了孩子先天體質的好壞，所以父母在孕前要做好準備，不僅是心理上的，更是身體上的，要鍛鍊出強壯的體魄，才能給孩子健康的身體。這裡再多說一句，婦女妊娠期間是非常重要的一段時期，為人父母不要從孩子出生才開始重視孩子的健康和教育。俗話說「讓孩子贏在起跑線上」，父母就是孩子的起跑線，從準備懷孕那一刻就開始了。整個妊娠期間要非常重視父母和胎兒的互動以及父母的感情，這些都會直接影響孩子出生後的性格甚至樣貌。因為這些全部是孩子的「先天」，是孩子真正的起跑線。腎精腎氣的充足至關重要，尤其是妊娠期間，胎兒的體質和母親的腎精腎氣更是直接相關。

腎藏精司開合，管一身精氣的開與合。如果把一身精氣看作是一個倉庫，腎就是掌管倉庫的鑰匙。《傷寒論》中有一方叫做桂枝加附子湯，治療感冒之後汗出如水的症狀，體表水分固不住，就要在調和營衛的基礎上加炮附子。猛一看上去很奇怪，為什麼體表不固要加補腎的藥？因為衛氣出於腎，腎司開合，相對於生附子，炮附子更偏向於走表，調好了腎，自然能改善體表水如流離的狀態。但要注意，不要一有汗出異常的情況就吃桂枝加附子湯，還是要審求病因，在醫生的幫助下處方用藥。腎陰虛是指子宮、胞脈失於濡養，導致閉經、陰癢等病症。腎陽虛是指衝任虛寒，導致月經延後、不孕等。腎陰腎陽必須相互制約、相互協調才能維持腎正常的生理活動，如果一方虛得太久會影響到另外一方，導致腎陰陽俱虛。女性以七為數，七七四十九歲之後，也會發生腎陰陽俱虛，導致絕經前後諸證，類似於現代醫學所說的更年期綜合症。

腎臟主封藏，宜補不宜瀉。若要補腎，可以服用五黑粥。原料為黑芝麻、黑豆、黑米、黑木耳、核桃仁。作法是將適量的五種食材淘洗乾淨熬粥。黑色屬於腎的顏色，服用五黑粥可滋養腎臟，尤其適合體虛之人。《黃帝內經》說，腎臟「其華在發」，腎臟得到滋養以後，功能恢復正常，頭髮會變得黑亮，而且是有光澤的亮，而不只是烏黑。

補腎需注意方法，腎主封藏，方法錯誤容易造成體內堆積垃圾。

小妙方：固元酒

【原料】枸杞子100克、當歸40克、熟地黃100克、釀制酒1500克。

【作法】切碎前三味，盛入紗布袋，置於瓷質容器中，加酒密固，每日搖動數下，經14天後開封。

【功效】適用於陰陽兩虛型腎虛，表現出面色不華、形體衰弱、神疲乏力、心悸怔忡、眠差多夢、爪甲色淡等症者。

小妙方：枸杞子炒肉絲

【原料】枸杞子20克、豬里脊肉１００克。

【作法】洗淨枸杞子，裝入碗中上籠蒸熟待用。豬瘦肉切成絲，入鍋加植物油炒至快熟時加入蒸熟的枸杞子，再翻炒片刻即成。

【功效】適用於腎陰虛型，見腰膝酸軟、頭暈耳鳴、形體消瘦、足跟疼痛、失眠健忘、遺精早洩等症者。

小妙方：參芪鵪鶉蛋湯

【原料】人參15克、黃芪20克、山藥25克、鵪鶉蛋10個。

【作法】前三味水煎取汁，打入鵪鶉蛋攪勻再煮片刻。

【功效】適用於腎陽虛型，見腰膝冷痛、精神萎靡、神疲乏力、四肢不溫、夜尿頻多、陰部濕冷等症者。

中醫把人體分為上中下三焦，腎屬下焦，主生殖。中醫針灸取穴除了在所在經脈取穴以外還有就近取穴，所以人體下焦腰部和小腹的穴位關乎整個腎氣和生殖功能。對於體虛體寒之人，常艾灸神闕穴、關元穴、命門穴可加強腎臟功能，尤其對於女性的經、帶、胎、產有很好的治療和輔助作用。特別是會痛經的女性，經常艾灸神闕穴和關元穴甚至可以澈底治癒痛經。但要注意，妊娠期間不可隨意艾灸，因為妊娠期間補血要大於補氣才能養胎，否則容易造成胎動不安，所以妊娠期間要在醫師指導下進行艾灸。其中神闕就是肚臍，關元穴在肚臍下方三寸，遵從同身寸的原則，自己四橫指的寬度為自身的三寸，命門穴在肚臍正後方的腰部。

俗話說：「樹是有根的人，人是無根的樹。」腎的系統就好比人的根，腎精腎氣充足能使人體有一個很好的根本，只有根紮得深，養分才會充足，枝繁葉茂，人才會身體強壯，腦袋靈活，下一代才會有好體質。

腎虛了，人就老

醫學界曾經做過一個調查，調查中國女性平均絕經年齡，得出的結果是，大部分女性在49歲絕經。這和《黃帝內經》上講的不謀而合。《黃帝內經》上將女性的生理週期以七劃分為一個單位：「二七，天癸至，月事以時下……七七，天癸竭……」這說明了兩件事：一是《黃帝內經》的偉大性和科學性，幾千年前就能對生命有這麼精准的把握；第二是人體生命的規律從古至今基本沒有變，這是因為天人合一，日月星辰沒有變，四季更替沒有變，陰陽消長沒有變，基本上就決定了人體生命的基本規律不會變。

天癸是什麼呢？通俗來講就是女性的月經，二七也就是14歲的時候，一般會月經來潮，等到七七也就是49歲的時候，人體基本進入絕經的階段。月經的變化和什麼相關呢？最重要的是和人的腎氣相關。腎氣足，月經無論從色澤、血量還是自身感覺上都比較正常。所謂正常的月經就是來月經的時候不會痛。如果來月經時有不適的感覺，其實是一種不正常的現象。為什麼說腎氣虛損會造成人體老化呢？因為女子以血為本，每個月月經來潮造成人體新陳代謝，這是女性一個非常強大的排毒系統，會帶走體內許多垃圾，但是如果腎氣不足導致月經量少或是乾脆絕經，人體內的毒素就沒有通暢的通道可以排掉，體內堆積垃圾會造成人體細胞氧化，人就會老得比較快。女性49歲絕經以後，月經還會不定時來潮，這屬於正常現象。其實女性絕經後相當於關閉了一個排毒通道，所以這個時候一定要保持排便通暢，因為這是另一個排毒系統。絕經前後，身體會進行自我調節，自我調節不好的人就容易出現各種更年期證候。其實女性絕經更是一種自保的反應，因為人體腎氣虛了，沒有那麼多能量，所以關閉通道以求自保，把腎精的能量都用在長養自己的身體上。

現代社會提倡以瘦為美，減肥之風盛行，可是由於各種不健康、極端的減肥方式導致有些女性在年輕時就絕經，這些女性從這以後會老得非常快。這樣的例子比比皆是，這個時候，吃再多膠原蛋白也沒用，最重要的是保養腎精腎氣，把虛掉的腎精腎氣「補起來」，月事才會如約而至，顯得健康又年輕。

小妙方：補腎養顏粥

【原料】黑米、黑豆、黑芝麻、蓮子各適量。

【作法】洗淨食材，蓮子去心，共熬粥。可長期服用。

【功效】補腎養血，提高身體抵抗力，使氣血旺盛，養顏抗老。

血是氣之根，氣血足女人自然美

中醫常講：「男子以氣為本，女子以血為本。」五臟中，心主血，脾統血，肝藏血。女性的月經、妊娠、分娩、哺乳等生理活動，均以血為用，可見氣血，尤其是血對女性有決定性作用。

氣血的運行和乳房密切相關，中醫認為，乳房和肝胃二經有關，乳房為胃經所過，乳頭為肝經所過。部分女性來月經前乳房會脹痛，中醫認為，乳汁和經血同為氣血所化，上行為乳汁，下行為月經。很多女性生完小孩後，在哺乳期間沒有月經，就算有，量也偏少，由此可印證上面所說的理論。

女性本來就屬陰，陽氣相對男性來講比較弱，所以很多女性一到冬天就會手腳冰涼。若出現嚴重的手腳冰涼就屬於病態表現了，這在中醫上叫做「四逆」。中醫經典《傷寒論》中有很多關於四逆的闡述，與之關係最密切的便是厥陰病篇的闡述：「手足厥寒，脈細欲絕者，當歸四逆湯主之。」這裡的「手足厥寒」便是我們常說的手腳冰涼，「脈細欲絕」意思是說連脈都快摸不到了，這是身體血虛寒凝的表現，因為血虛導致脈管不充盈，這個時候就要養血通脈，處方中當歸是養血的良藥。生活中這種情況很常見，比如說有的女性冬天手會生凍瘡，還有西醫所說的末稍循環不好都屬於此類病證範疇。只有氣血充盈才會帶來源源不斷的能量。

中醫還講脾胃為氣血生化之源，也就是說要想氣血充盈，顧護好脾胃是關鍵。中醫還講「脾主四肢」，我們可以這麼理解：手腳的寒熱皆和脾胃有關，不僅是手腳，包括小腹的涼熱也和脾胃密切相關。

因為脾經過小腹，手腳冰涼的女性幾乎都會小腹涼，養好脾胃，才能氣血充盈，顧護好後天之本，能量源泉才會生生不息。脾胃屬中，屬土，更是體內氣血升降出入的樞紐，很多疾病的發生看似和氣血直接相關，但背後的原因還是在脾胃。脾胃升降失常，很多營養不能輸送到五臟六腑甚至全身，身體的「正氣」便不會充足，用現代醫學的語言來說便是免疫力比較差。這種人整體呈現一種「虛」的象，而且特別容易外感，這種外感可以用《傷寒論》上的一個方子——小建中湯。單看方名，我們就知道這是和「中」有關，和「脾胃」有關，尤其是脾，所謂「建中」便是建其「脾」氣。脾氣健運，恢復了運化之力，就相當於強健了人體的正氣，中醫講「正氣存內，邪不可干」，人體抵抗外邪的力量自然增強。可見強健脾胃對氣血的重要性。

要想氣血充盈，除了飲食及藥物調理，更重要的是運動，這不是泛泛而談。因為中醫講「脾主肌肉」，鍛鍊可以使肌肉強健，脾的功能自然會得到很好的改善。而且，脾運化水濕，脾虛之人，水濕泛溢肌膚，尤其會造成下半身的肥胖，運動之後會使體內的水濕之邪得到氣化，水濕被代謝出去自然減輕了脾臟的負擔。這裡可以糾正一下很多人的減肥觀，要想減肥，鍛鍊出核心肌肉的力量是關鍵，一頓猛跑作用反而不大，所以無氧運動更有利於減肥。無氧運動會鍛鍊到肌肉，就相當於健脾，就會代謝出更多的水濕；同時，心肺功能增加，這樣基礎代謝率會上升，長此以往，即使在運動完以後，身體依然會源源不斷燃燒脂肪，這就是有些瘦子吃很多卻依然瘦的原因所在。所以，正確鍛鍊最大的好處就是不反彈。因為這樣瘦下來改變的是體質，由易胖體質變成了基礎代謝率高的易瘦體質。所以觀察平時生活便可得知，胖子更顯疲憊，瘦子更有精神，這種精神便是氣血所化。對於胖子來說，適當的運動便是補充氣血的良方。

中醫講「肝藏血」「肝開竅於目」，肝血不充，便會眼乾眼澀，這個時候就可以補養肝血，使眼睛明眸善睞。

小妙方：佛手疏肝明目茶

【原料】佛手、玫瑰、枸杞子、綠萼梅、桑葉各適量。

【作法】五味藥用大火熬開後轉小火熬15分鐘。

【功效】舒肝明目，緩解眼乾澀，使肝氣舒暢條達。

女性的多種生理活動和氣血密切相關，氣血失調就容易引起各種婦科疾病，單從血分上來說便有血熱、血寒、血虛、血瘀；從氣分上來講有氣虛、氣滯、氣逆、氣陷。血熱易導致月經過多、崩漏等；血寒易導致痛經、不孕等；血虛易導致月經過少、胎動不安等；血瘀易導致痛經、閉經等。氣分上的問題同樣可導致各種婦科疾病，而且氣血關係密切，氣病可以及血，血病可以及氣，結果往往導致氣血同病，所以調養氣血對於女性來講尤為重要。

小妙方：歸芪燉雞

【原料】炙黃芪50克，當歸20克，嫩母雞1隻，黃酒30克，味精3克，蔥、薑、鹽各適量。

【作法】將雞剁爪不用，開水焯去血水，再洗淨，瀝乾水待用。將二藥裝入雞腹內，閉合剖口，薑、蔥、鹽布於雞腹上，注入適量清水，文火徐徐燉制。

【功效】補氣生血，適用於氣血不足、頭暈目眩、心悸怔忡、氣短懶言等症狀。

敷面膜不如養血補陰

不知道大家有沒有發現一個有趣的現象，世界上戴眼鏡最多的是黃種人，其次是白人，最後是黑人。華人占了黃種人絕大部分，隨著社會的發展、學歷的增加，戴眼鏡的好像越來越多。有一個老段子是這麼說的：小學老師上課提問時會說，請那個戴眼鏡的同學站起來回答；到了大學老師提問，會說請那個不戴眼鏡的同學站起來回答。

可是，我們明明從小做眼球保健操，為什麼還是會近視呢？拋開科學調查和科學實驗上基因遺傳方面的資料不談，單單從外在因素也可以找到答案。白人和黑人一般長得比較健碩，一看就是氣血旺盛的樣子，相對來說他們也更愛運動。西方偏動，東方偏靜，愛運動的白人和黑人氣血運行更通暢。從中醫的角度也可以找到答案。現代大部分人尤其是年輕人都有一個習慣——熬夜。熬夜不僅會讓第二天工作學習沒有效率，精力不充沛，還會讓人變胖，這是一個變胖的隱性因素。此外，熬夜還會讓皮膚變差，加速衰老。很多女性睡前都會敷面膜、擦抗老面霜，其實這些都不如早早睡覺。熬夜會讓人的氣血虛掉，晚上11點至淩晨1點是膽經工作的時間，淩晨1點至3點是肝經工作的時間。中醫講肝藏血，開竅於目，氣血虛了拿什麼養肝？拿什麼濡潤眼睛？之所以會眼乾眼澀是因為血虛，是身體肝臟藏血功能出現了問題，這時候滴幾滴眼藥水只能緩解症狀，解決不了根本問題，那些被廣告商誇大其詞的產品，替代不了人體這個精密儀器每一個臟腑協調運作生產出來、濡潤眼睛的天然潤眼液。

為什麼一定要在11點前睡覺呢？因為中醫講晚上11點至淩晨1點是膽經工作的時間。提到膽，很多人都以為它是消化系統的一部分，只不過是儲存膽汁罷了，尤其現代醫學也認為膽是可以切除的。其實站在中醫的角度上講，膽不僅儲存膽汁，還是排毒器官。為什麼這麼說？因為膽汁本身就是肝臟代謝出來的廢物。中醫認為，人體裡面的水99％都會被利用，水到達腎臟的時候並不是直接被排出，而是經過二次利用再吸收，剩下不能利用的才會送到肝臟，然後肝臟再把不能利用的廢物送到膽囊，作為膽汁儲存起來，參與人體的消化。為什麼不吃早飯的人容易得膽結石？因為沒有食物進入人體，就不會排出膽汁，時間長了就會形成膽結石。更可怕的是，因為膽結石而切除膽囊的人，最後沒有地方儲存肝臟代謝出來的膽汁，膽汁會停留在肝臟通向膽囊開口的管道裡，淤積日久會形成肝結石。所以，膽囊切除切不可貿然行之。其實說到這裡，大家應該都明白了，肝臟要正常休養，人體才有充足的氣血去濡潤五官九竅、四肢百骸，讓膽經正常休養才是人體抗老的最佳護膚品。所以，不熬夜、規律吃早餐，氣血才會旺盛暢通。

第三章

「月」來越美麗，
月經好，健康不易老

針灸、食療治療月經先期

不少女性常為月經先期（提前）而苦惱。那麼，中醫如何看待月經提前這件事？它到底嚴不嚴重？月經先期是指月經比正常週期提前七天以上，有的甚至十餘日，並且連續兩個週期以上，這也被稱為「經行先期」「月經超前」或「經早」。如果月經僅僅提前三五天，而且沒有其他不適，那就不必擔心，屬於正常範圍，月經偶爾提前一次也不屬於月經先期。在中醫裡面，月經先期以氣虛、血熱者為多見，常治以補氣和清熱之法。其中血熱又有陽盛血熱、鬱熱和虛熱之分。虛者，氣虛不能攝血；熱者，則迫血妄行。這兩者是導致月經先期的主要原因。

氣虛型

素體虛弱，或勞力過度，憂思不解，飲食失節，損傷脾氣，脾傷則中氣虛弱，沖任不固，不能統攝經血，故月經提前而至。

主要症狀是經行先期，量多，色淡，質稀。神疲肢軟，心悸氣短或納少便溏，小腹空墜。舌淡苔薄潤，脈細弱。

針灸：用健脾補血、安神養心之法。主穴：中脘穴、下脘穴、足三里穴、陰陵泉穴、內關穴、三陰交穴。均針刺補法，亦可用艾灸10～15分鐘。

小妙方：益母草大棗瘦肉湯

【材料】益母草10克，大棗8枚，豬瘦肉200克，料酒、薑、蔥、鹽、味精、胡椒粉、香油各適量。

【作法】大棗洗淨、去核；豬瘦肉洗淨、切塊；益母草沖洗乾淨。鍋中先放入大棗、豬瘦肉、料酒、薑、蔥，加適量的清水，大火燒開，改用小火燉煮30分鐘。再放入益母草，加入鹽、味精、胡椒粉、香油，稍煮5分鐘即成。

【功效】益母草具有活血化瘀、調經止痛的功效，對女性月經不調有較好的療效。大棗益氣養血，豬瘦肉健脾補虛，兩者均是氣虛患者的常用補益食物，對氣虛型月經先期、月經量少、顏色淡者有很好的改善作用。

陽盛血熱型

素體陽盛，或過食溫燥、辛辣之品，或感受熱邪，熱傷沖任，迫血妄行，遂致月經提前而至。

主要症狀是經行先期，量多，色深紅，質黏稠。心胸煩躁，面紅口乾，小便短黃，大便燥結，舌紅苔黃，脈數。

針灸：用清熱涼血調經之法。主穴：血海穴、下脘穴、內關穴、公孫穴。留針15~20分鐘，平補平瀉之法。配穴：大陵穴、膈俞穴、水道穴，用平補平瀉法。需較長時間治療才能取得效果。

小妙方：茅根藕節飲

【原料】鮮茅根30克，鮮藕節30克，白糖少許。

【作法】洗淨鮮茅根、鮮藕節。鮮藕節切成小片，將茅根、藕片入鍋，加適量清水煮十幾分鐘，去藥渣留汁。把白糖放入杯中，注入藥汁調勻即成。每日飲一杯。

【功效】清熱涼血。凡血熱妄行症見月經先期量多，色紫黏稠、心胸煩悶者，可做輔助食療品。

鬱熱型

素性抑鬱，或情志內傷，抑鬱不樂，肝氣鬱結，鬱久化熱，熱傷沖任，迫血妄行，遂致月經提前而至。主要症狀是月經提前，量或多或少，色紫紅有塊。胸悶脅脹，少腹乳房脹痛，心煩易怒，口苦咽乾。舌紅苔薄黃，脈弦數。

針灸：用疏肝解鬱、理氣調經之法。主穴：太沖穴、三陰交穴、章門穴。配穴：支溝穴、內關穴、中脘穴、陰陵泉穴、足三里穴。以上各穴，以瀉為主，或用調節之法，留針15～20分鐘。

小妙方：澤蘭藥茶

【原料】澤蘭葉（乾品）10克，綠茶1克。

【作法】將澤蘭葉與綠茶一起放入杯中，用沸水沖泡，加蓋。5分鐘後可代茶飲用，不拘時服用。

【功效】活血通經。適用於月經提前、經血時多時少、氣滯血阻、肝鬱化熱的患者。

虛熱型

素體陰虛，或失血傷陰，產多乳眾，耗損精血，或思慮過度，營陰暗耗，陰血虛少，虛熱內生，熱擾沖任，沖任不固，不能制約經血，遂致月經提前而至。

主要症狀是經來先期量少，色紅質稠。伴兩顴潮紅，五心煩熱，或潮熱盜汗，咽乾口燥，心煩不眠。舌紅少苔，脈細數。

針灸：用滋陰補腎之法。主穴：腎俞穴、太溪穴、關元穴。均用補法。配穴：肺俞穴、風池穴、耳門穴。均用平補平瀉法。

小妙方：黃精黑豆土虱湯

【原料】黑豆200克，黃精50克，生地黃10克，陳皮1角，土虱1條，鹽適量。

【作法】黑豆放入鍋中，不必加油，炒至豆衣裂開，用水洗淨，晾乾。土虱洗淨、去內臟，黃精、生地黃、陳皮分別用水洗淨。鍋中加入適量水，猛火煲至水滾後放入全部材料，用中火約煲至豆軟熟，加鹽調味即可。

【功效】生地黃可滋陰涼血，對陰虛血熱妄行引起的月經先期、頻發月經均有很好的療效；黃精具有滋陰補腎、養血補虛的功效，對肝腎陰虛有很好的補益作用；土虱補虛，可治療婦女月經不調。

艾灸、食療治療月經後期

月經後期通常指月經比正常週期錯後七天以上，甚至四五十天一潮，而且連續發生兩個週期以上。這又稱「經行後期」「經水過期」或「經遲」。如果僅延後三五天，且無其他不適者，或偶見延後一次，此後仍如期來潮者，均不作後期論。

月經後期，有因血虛，有因腎虛，有因血寒，有因氣鬱，總不外虛實兩類：虛損致沖任不充，淤滯致沖任不利，是發病的主要機理。治療虛證以養血為主，如溫經養血、健脾益氣養血、補腎養血等；實證以行氣活血開鬱為主，採用溫經活血、行氣活血等。

腎虛型

先天腎氣不足或房勞多產、損傷腎氣、腎虛精虧、沖任不足均能導致血海不能按時滿溢而成月經後期而來。此證除了有月經推遲的表現，還兼有腎虛的表現，如經量少，色暗淡，質清稀，腰膝酸軟，頭暈耳鳴，帶下量多質稀等。

針灸：用益精填髓、補腎調經之法。選穴為關元穴、歸來穴、三陰交穴、太沖穴、太溪穴、氣海穴、中極穴、腎俞穴、子宮穴。每穴懸灸10分鐘，每日1次。

小妙方：五味子桂圓粥

【原料】五味子10克，桂圓肉20克，大米150克，白糖適量。

【作法】砂鍋中注入適量清水燒開，放入洗淨的五味子，用小火煮約20分鐘至其析出有效成分，撈出。倒入洗好的桂圓肉、大米，用勺子輕輕攪拌，用小火煮約30分鐘至食材熟軟。加白糖拌勻，煮至溶化即可。月經後每日1次，連服3～5天。

血虛型

體質虛弱，營血不足，或久病失血，或產育過多，耗傷陰血，或脾氣虛弱，化源不足，均可導致營血虧虛、沖任不充、月經延後，此即《丹溪心法．婦人》所云「過期而來，乃是血虛」。臨床上除了有月經推後的表現，還有血虛的表現，比如經量少、色淡紅、質清稀，小腹綿綿作痛，頭暈眼花，面色蒼白等。

針灸：採用腹針療法穴位為主，使脾胃健運以化氣血，腎氣充足以通沖任，血海滿盈、經血自通。選穴為中脘穴、下脘穴、氣海穴、關元穴、足三里穴、太沖穴、太溪穴、中極穴、三陰交穴、次髎穴、脾俞穴、膈俞穴。留針50分鐘，每日1次。

小妙方：當歸參芪羊肉湯

【原料】羊肉300克，黃芪、黨參、當歸各25克，生薑50克、鹽適量。

【作法】羊肉、生薑洗淨切塊，三味藥用紗布包好，一起放入砂鍋內加水適量，大火煮沸後以小火煮2

小時，去藥渣，加鹽調味後吃肉喝湯。月經後每日1次，連服3～5天。

血寒型

此證型可分為虛寒和實寒兩種類型。前者可由素體陽虛或久病傷陽，陽虛內寒，即《景嶽全書·婦人規》中所云「惟陽氣不足，則寒從內生而生化失期」者是也。後者可由經期產後，外感寒邪，或過食寒涼，寒搏於血，沖任欠通而致。症狀上，實寒證為經期錯後，血黯紅而量少，小腹冷痛，得熱則減，面色清白，肢冷畏寒；虛寒證為經期錯後，色淡而量少，腹痛綿綿，喜暖喜按，頭暈氣短，腰酸無力，面色蒼白。

針灸：皆用溫經散寒之法。選穴為氣海穴，氣穴穴，三陰交穴、關元穴、腰陽關穴、關元俞穴。留針1小時，選取2～4穴位，於針柄上取艾條一段，套在針柄之上，距皮膚2～3公分，從其下端點燃施灸。

小妙方：艾葉生薑雞蛋

【原料】艾葉9克，生薑15克，雞蛋2個。

【作法】艾葉、生薑、雞蛋（帶殼洗淨）放入砂鍋煮熟後，剝去蛋殼再煮片刻，去藥渣，喝湯吃蛋。月經前7天，每日1劑，連服4～5天。

【功效】適用於實寒證月經過少。

小妙方：豆豉生薑煮羊肉

【原料】羊肉100克，豆豉500克，生薑15克，鹽適量。

【作法】諸料加水煮至爛熟，加鹽調味服用。於月經前10天開始，每日1劑，連用3～5劑。

【功效】適用於虛寒證月經過少。

氣滯型

素多憂鬱，氣機不宣，血為氣滯，運行不暢，沖任受阻，因而經期延後。臨床除了有月經推遲的表現，還伴有氣滯的表現，比如經色黯紅，胸脅乳房脹痛等。

針灸：使疏肝理氣、補腎健脾、化生氣血、充盈血海之法。選穴為神庭穴、四關穴、三陰交穴、行間穴、蠡溝穴、血海穴、地機穴、子宮穴。留針30分鐘，隔5分鐘運針1次。

小妙方：益母草陳皮湯

【原料】益母草50～100克，陳皮9克，雞蛋2個。

【作法】益母草和陳皮、雞蛋（帶殼洗淨）加水適量共煮，雞蛋熟後剝殼，再煮片刻，去藥渣吃蛋喝湯。

月經前每日1次，連服4～5次。

除此之外，月經後期還可以用一些簡單的推拿手法，簡便易行又療效顯著。

捏脊法：患者取俯臥位，暴露脊背。採用提捏法，從長強穴捏起，沿督脈走向至大椎穴。第二遍則重點提捏脾俞穴、胃俞穴、肝俞穴、膈俞穴等穴位，6遍為施術1次，連續施術2～3次。

按摩法：醫生站於患者一側，從患者頸部沿脊椎自上而下按摩全部夾脊穴。具體操作於脊椎兩側0.5～1寸處，用腕部及大魚際肌處沿脊椎自上而下螺旋式用力均勻按摩夾脊穴。自第一胸椎垂直按摩至第五腰椎。

上述步驟均需做5～10遍。其後囑患者取仰臥位放鬆腹部，以神闕穴為中心，由內向外順時針按摩患者腹部，力度適中，一般按摩10分鐘。

捏脊與按摩背部可起到調整陰陽、運行氣血、疏通經絡、改善臟腑功能的作用。神闕穴為保健穴之一，近可治療所在部位及鄰近組織、器官的疾病，遠可治療本經循行所及的組織、器官、臟腑的病證，還可治療某些疾患及全身疾病。

注意事項

不宜多吃鹽：吃鹽過多會使體內的鹽分和水分貯量增多，月經來潮前夕，會發生頭痛、激動和易怒等症狀。

不宜多食辛辣：吃飯過於辛辣，不僅上火，而且會使經量增多。

不宜飲濃茶：濃茶中咖啡因含量高，刺激神經和心血管，容易產生痛經、經期延長和經血過多。同時，茶中的鞣酸會引起缺鐵性貧血。

不宜坐浴：經期子宮頸口微開，坐浴和盆浴很容易使汙水進入子宮腔內並導致炎症。

不宜穿緊身褲：臀圍小的緊身褲會壓迫局部微血管，影響血液循環，增加會陰摩擦並造成會陰充血水腫。

不宜高聲唱歌：月經期呼吸道黏膜和聲帶充血，高聲唱歌或大聲說話，聲帶肌易疲勞，會導致聲音嘶啞。

不宜捶背、捶腰：腰背部若受捶打，會使盆腔進一步充血，引起月經過多或經期過長。

三粥一湯治療崩漏

崩漏又稱漏下、崩中，指婦女非週期性、非正常行經而陰道下血如崩或淋漓不盡，主要症狀為月經週期紊亂，子宮出血如崩似漏的月經類疾病。經血非時而下，量多如注，謂之崩、崩中或經崩；淋漓不斷謂之漏、漏下或經漏。崩與漏雖出血情況不同，但發病過程中兩者常互相轉化，故臨床多並稱崩漏。現代醫學的功能性子宮出血、女性生殖器炎症、腫瘤等所導致的陰道出血皆屬崩漏範疇。崩漏是婦女月經病中較為嚴重複雜的症狀，多見於青春期女性、更年期婦女。

崩漏病因多端，病機亦錯綜複雜，且隨病程、病勢的發展而變化。但大多數觀點認為，崩漏的病機多為沖任損傷，不能制約經血所致。而沖任損傷的原因又是多方面的，其多從臟腑（主要指肝脾腎三臟）功能失調和氣血病變而論，可歸納為虛、熱、瘀。虛者，多為沖任不足，不能固攝統血所致，病變多在脾腎。

崩漏以無週期性的陰道出血為辨證要點，臨證時結合出血的量、色、質變化和全身證候辨明寒、熱、虛、實。治療應根據病情的緩急輕重、病程長短、出血多寡，遵循「急則治其標，緩則治其本」的原則，結合「塞流、澄源、復舊」的分階段、分步驟治療思路，出血期以止血為先，血止後可針對引起崩漏的具體原因，採用補腎、健脾、清熱、理氣、化淤等法，從根本治療崩漏。

腎陰虛型

則虛火內熾，熱伏沖任，迫血妄行。主要證候是經血非時而下，出血量少或多，淋漓不斷，血色鮮紅，質稠，頭暈耳鳴，腰酸膝軟，手足心熱，顴赤唇紅。

腎陽虛型

則沖任不固，血失封藏，故經亂無期，經血量多。主要證候是經血非時而下，淋漓不盡，色淡質稀，腰痛如折，畏寒肢冷，小便清長，大便溏薄，面色晦暗。

脾虛型

則沖任不固，血失統攝。主要證候是經血非時而下，量多如崩，或淋漓不斷，色淡質稀，神疲體倦，氣短懶言，不思飲食，四肢不溫，或面浮肢腫，面色淡黃。

血熱型

則熱傷沖任，迫血妄行。主要證候是經血非時而下，量多如崩，或淋漓不斷，血色深紅，質稠，心煩少寐，渴喜冷飲，頭暈面赤。

血瘀型

則瘀滯沖任，血不循經，故經血非時而下，量多或少，淋漓不斷。伴血色紫黯有塊，小腹疼痛拒按，舌紫黯或有瘀點。

小妙方：苧麻陳皮粥

【原料】苧麻根30克，陳皮10克，白米、大麥仁各50克，鹽少許。

【作法】先煎苧麻根、陳皮，去渣取汁，後入白米及大麥仁煮粥，臨熟放入鹽。分作2次服，每日空腹趁熱食。

【功效】有涼血、止血、安胎功效。適用於血熱崩漏、妊娠胎動下血及尿血、便血等症。

小妙方：雄烏雞粥

【原料】雄烏雞1隻，糯米100克，蔥白3根，花椒、鹽適量。

【作法】將雞毛去淨，除內臟，洗淨切塊煮爛，再入糯米及蔥白、花椒、鹽煮粥。每日2次，空腹食。

【功效】可益氣養血，止崩安胎。適用於脾虛血虧而致的暴崩下血或淋漓不淨、血色淡質薄、面色恍白或浮腫、身體倦怠、四肢不溫、氣短懶言等。

小妙方：川牛膝豬蹄湯

【原料】豬蹄250克，川牛膝20克，米酒20～50克。

【作法】上二味洗淨入砂罐同燉至豬蹄爛熟，趁熱加米酒20～50克同服。

【功效】活血祛瘀。適用於血瘀型崩漏。

小妙方：山藥山萸粥

【原料】山萸肉60克，山藥30克，白米100克，白糖適量。

【作法】山萸肉、山藥煎汁去渣，加入白米、白糖，煮成稀粥。

【功效】補腎斂精，調理沖任。適用於腎虛型崩漏。

崩漏患者一定要注意身體保健。要增加營養，多吃蛋白質豐富的食物以及蔬菜和水果。生活要勞逸結合，不做重體力勞動和劇烈運動，睡眠要充足，精神愉快，不要在精神上產生不必要的壓力。其次應用藥物進行止血。西醫使用藥物止血的方法有兩種：一種是注射孕酮，使子宮內膜脫落乾淨；一種是注射苯甲酸雌二醇，使子宮內膜生長。再用些止血藥物，如雲南白藥、卡巴克洛、維生素K、氨甲苯酸和酚磺乙胺等，一般都可以達到治療功血崩漏的目的。

最後要注意恢復卵巢功能，調節月經週期。一般連續服用己烯雌酚等藥物，每天0.5～1克，連用20天，用藥最後5天增加注射孕酮每天20毫克。一般青春期功能性子宮出血，隨著年齡的增長和合理治療，可以很快痊癒。對於排卵性功能性子宮出血，在排卵前期注射絨毛膜促性腺激素，則可望調節月經週期。

治療月經推遲的致污穴

有一位月經推遲的患者，28歲，月經延後25天才來。在月經推遲期間，總感覺月經第二天就會來，因為患者一直持續出現經前綜合症，全身腫脹，心情煩躁，可月經就是遲遲不來。就診時，患者自訴最近一段時間天天加班，而且由於心情煩躁幾乎每天都會和同事生悶氣。當時我覺得她這個問題非常好解決，就是氣滯導致的血瘀，隨手給她針刺了幾個小穴位，包括手上的致污穴。結果還沒下班就接到了患者的簡訊，說她在回去的路上就來月經了，可自己都不知道，還是地鐵上一位男士告訴她的，令她既羞愧又開心。因為她當時穿的是白裙子，後面一片「血染的風采」。不過月經終於來了，她的心情也一下子豁然開朗。

月經推遲是月經不調的一種常見類型。女性月經週期平均28天，提前或延後7天左右仍屬正常範圍。但是如果超過7天還沒有來月經，即為月經推遲。

當然，月經推遲如果發生在育齡婦女身上，應首先排除懷孕的情況。

現代醫學認為，月經推遲一般原因為內分泌異常、精神因素、服用藥物、慢性貧血、過度減肥、藥物流產等。其中藥物因素在停藥兩周後，月經會正常行經。

中醫認為月經推遲和腎功能有關。肝腎虧損或氣血運行不暢都會造成月經推遲。具體可分為以下證型。

氣鬱型

這類人的症狀往往表現為月經延後，經量偏少，色正常或黯紅有塊，排出不暢。或伴有乳房脹、胸脅痛等病症。

痰阻型

這種人的症狀表現為月經後延，經色淡而呈黏液狀，經行前後白帶較多。伴有形體肥胖，舌體胖、有齒痕、苔白膩等病症。針對這種症狀，健脾化痰是治療關鍵。

血虛型

這類人的症狀表現為月經延後，量少，色淡，質稀。這時候補養氣血是關鍵。

腎虛型

這類人經期後延，經量少而質薄，經色黑或黯淡。伴有腰骶酸痛，或有頭暈耳鳴等症。

月經會推遲的女性，排除懷孕、藥物等因素後，除了放鬆精神，還可以用牙籤點刺手上的致污穴，並按揉腳上的太衝穴。致污穴可治療各種原因導致的月經推遲，頗有奇效。太衝穴在中醫上又被稱為消氣穴，愛生悶氣的人平時可多按揉太衝穴，不論男女皆適用，效果很神奇。

仙鶴三七茶治療月經淋漓

兩個月前，門診來了一位月經淋漓的患者，自訴月經已經來了15天，還沒乾淨。患者說她的月經已經好幾次都這樣了，一般表現為前7天正常，7天以後為少量滲出，一直持續到半個月，有時甚至會延續到下一次月經週期。當時診斷為脾不統血，開了一些健脾補血的中藥，另外囑咐患者配合食療方子。兩個月後，患者以簡訊告知，以前長時期的月經淋漓已完全好轉。

月經淋漓不休，臨床稱為經期延長，表現為月經週期基本正常，經行持續時間超過7天，甚至淋漓不淨達半月之久。經期延長一般都會月月反復，有規律可循。月經淋漓不同於崩漏，差別在於月經淋漓的月經週期有規律，經行時間雖長但能自止，一般不超過半個月；崩漏者月經週期紊亂，每次陰道流血持續時間不定。

現代醫學認為，血小板減少性紫癜、再生障礙性貧血、慢性子宮肥大症、子宮肌瘤、子宮功能失調性出血、子宮內膜異位症、放置節育器都易引起經期過長。

中醫認為，經期延長一般有以下三個原因：首先是血瘀，情志內傷，肝氣鬱結，氣滯而血瘀，或經行產後胞脈血行瘀結致經期延長。其次是血熱，多產房勞或久病耗傷陰血，陰虛生內熱，經血失於約制，則經行日久不淨。最後是氣虛，脾胃虛弱或病久未複，氣虛血失統攝，充任虛損不能約束經血，以致經行延長日久。

血瘀型

主要表現為經行持續時間延長，經色紫黯有塊，經行滯澀不暢，舌象為舌紫黯有瘀斑。

血熱型

主要表現為經行持續時間日久，量不多，質稠。這種證型的人一般形體比較消瘦。

氣虛型

主要表現為經期延長，經血量多，色淡紅，質清稀。此種證型的患者平時即感覺疲乏無力，氣短懶言，動則頭暈眼花。這種人平時看來就一副體弱多病的樣子，典型人物可參考林黛玉。

月經淋漓不淨可選擇中藥辨證治療，療效較佳，既可調經，又可恢復臟腑氣血陰陽的平衡。

小妙方：仙鶴三七茶

【原料】仙鶴草30克，參三七1.5克，烏梅10克。

【作法】仙鶴草、烏梅放入砂鍋中加清水煮沸，開鍋後改文火再煮10分鐘，濾去藥渣，用藥液沖服三七粉。每日2次。

【功效】化淤止血，三七味苦、性甘味溫，入肝胃經，特點是止血不留瘀。此方針尤其適用血瘀型淋漓。

百合地黃湯治療經間期出血

兩次月經期間出血簡稱經間期出血。一般表現為：兩次月經中間出現規律的陰道出血，出血量少於月經量，持續3～5天，呈週期性發作。

經間期出血相當於現代醫學的「排卵期」出血。卵泡成熟排卵後，雌激素值會明顯下降，個別女性因此時雌激素值較低，不能維持子宮內膜生長，引起子宮內膜局部脫落，從而發生少量突破性出血。一般情況下，排卵後形成黃體，黃體分泌雌、孕激素，會很快修復子宮內膜並使子宮內膜朝增生期變化，內膜得以增厚修復而停止出血。排卵期出血一般是偶爾發生，出血量少，可以不予處理。若持續排卵期出血，因發生在排卵期，通常會干擾受孕，需進行相應的治療。

中醫認為，經間期的氣血陰陽變化是有規律的，月經來潮，標誌著結束舊週期，開始新週期。月經排出後，血海空虛，陰精不足，隨著月經週期演變，陰血漸增，精血充盛。精化為氣，陰轉為陽，標誌著排卵的到來，這是月經週期中一個重要轉化。若體內陰陽調節功能正常，則能迅速適應，無異常表現；

若腎陰不足，或由濕熱內蘊，或瘀阻胞絡，易血溢於外，釀成經間期出血。

腎陰虛型

陽氣內動，損傷陰絡，沖任不固，因而出血。此種證型一般伴有頭暈腰酸，五心煩熱。

濕熱型

濕邪下注，蘊而生熱，熱傷沖任，故經間期出血。濕熱導致經間期出血之主要表現為血色深紅，質黏膩，伴隨症狀有四肢倦怠，平時帶下量多，色黃，質黏膩。

血瘀型

瘀阻胞絡，瘀而損傷沖任，以致出血。血瘀導致經間期出血之主要表現為血色紫黑，少腹兩側脹痛或刺痛，此種證型最典型的表現即是舌象，舌象一般為舌質黯紅或有紫斑。

本病的治療以滋腎養血為主，兼熱者清之，兼濕者除之，兼瘀者化之。

小妙方：百合地黃湯

【原料】百合、熟地黃各50克，雞蛋2個，糖蜜適量。

【作法】百合、熟地黃洗淨。煮熟雞蛋，撈出，去殼備用。以上全部用料放入燉盅內，加清水適量，大火煮開後，改小火煲1個小時，加入少許糖蜜即可。

【功效】熟地黃有滋陰補腎、補肝養血的功效，百合滋陰生津、養心安神，雞蛋健脾補氣，三者搭配同食，對腎虛型經間期出血，伴有腰膝酸痛、潮熱盜汗、五心煩熱等症均有療效。

經間期出血反復發作、病情纏綿則易導致崩漏。所以出血期間應保持適當休息，避免過度勞累和緊張情緒，保持外陰衛生，可沖洗外陰，保持局部清潔，注意性生活衛生，防止感染。飲食應注意清淡，忌滋膩辛燥食物。還應注意調節情緒，加強運動，保持心情舒暢。

豬腰核桃湯治療閉經

有一位42歲的「閉經」患者，自訴月經非常不正常，有時候三五個月來一次，有時候半年。患者認為自己還不到閉經的年齡，擔心早更，非常焦慮，遂前來求診。當時把脈後感覺應該不是正常性閉經，主要是腎虛的問題，腎太虛，達不到「水滿則溢」，於是我開給她補腎的方子。半個月後患者聯繫我，說月經終於恢復正常，她很開心，因為很多年都沒有正常過。

閉經有原發、繼發之分。原發性閉經指女子年齡超過16歲，無月經來潮，主要見於無子宮等病症。繼發性閉經指月經週期建立後，在正常絕經年齡前，月經停止來潮6個月以上。婦女因妊娠、哺乳，或進入更年期，月經停閉不行，為生理性停經，屬於正常生理現象，不屬病態。初潮少女，兩年內月經偶爾停閉不行，無其他不適，亦不必治療，隨生殖功能發育成熟，將自然複常。月經種類除了每月經行一次的常見狀態，還有兩種「非常態」，亦即避年和暗經，此二者也是正常現象，不屬於閉經範疇。避年者月經一年一行，可正常生育。暗經者終身不行經而能孕育。這兩種狀態的女性也可以說很幸運，每月不會有不適，還能正常孕育，關鍵是節省了許多「衛生棉」！每月遭受痛經折磨的女性若是知道還有避年和暗經二者，可能會「哭暈在廁所」吧。

現代醫學認為，造成閉經的最主要原因是精神刺激。情緒的改變，如學習工作生活的壓力、煩悶抑鬱、過度緊張、重大的精神刺激等，會導致促性腺激素釋放激素分泌異常，從而導致月經紊亂甚至閉經。各種婦科病以及長期服用避孕藥也會導致閉經。此外，由於飲食不當等原因引起的營養缺乏，如盲目瘦身，食物中蛋白質、脂類、維生素攝取不足，都會引起閉經。

中醫認為，閉經病因病機較複雜，主要是精血不足或沖任胞脈被阻兩大類。前者為虛，後者屬實。

虛者，首先，肝腎虧虛導致閉經，先天不足，腎氣未盛，或後天房勞多產導致沖任虧損則閉經不行。其次，氣血虧虛導致閉經，「思則氣結」「思則傷脾」，這裡的「思」可簡單地理解為「想太多」，脾胃損傷，血化無源，血海空虛則變為閉經。最後，陰虛血燥導致閉經，過食辛熱溫燥之品，煎灼津液導致血枯經閉。

實者，首先，血瘀氣滯導致閉經，外感風冷寒濕，內傷寒涼，血因寒凝。其次，痰濕阻滯導致閉經。

中醫治療先分虛實。一般來說，年逾16歲尚未行經，或由月經後期漸至閉經，並伴有其他虛象的，多屬虛證。如既往月經尚屬正常而突然閉經，並伴有其他實象的，多為實證。臨床治療以「通」為大法，虛者補而通之，實者瀉而通之。

小妙方：豬腰核桃湯

【原料】豬腰1對，杜仲30克，核桃仁30克。

【作法】豬腰去白筋，與杜仲、核桃仁同放砂鍋，加水500毫升煮熟，去杜仲，食豬腰、核桃仁，喝湯。每日1次。

【功效】溫腎填精，用於肝腎虧虛型閉經。

閉經者影響生育，若閉經時間較短，或因營養不良、生活環境變遷、情志內傷導致功能失調性閉經，積極治療多在短期內可治癒。若閉經時間較長，則不易恢復月經週期。平時應維持平衡飲食，人工流產、引產、刮宮等都會造成損傷。避免產後大失血，維持月經期、產褥期的衛生保健。

舒解痛經的食療茶湯飲

兩年前，門診來了一名大三女生，小女生在天津上大學，常年飽受痛經的折磨。患者自訴從小父母是開餐館的，非常忙，沒有時間管她，她一哭鬧父母就會給她吃冰，小時候不覺得怎麼樣，到了青春期來月經的時候，身體開始出現極大的反應，患者每次來月經都會上吐下瀉，甚至要打嘔替啶，以至於每次來月經前都會精神緊張。她在微博上知道了「余不痛經」後，決定要來找我看病，即使天津北京來回跑也沒關係，誓要把痛經給治好。當時我按照她的情況給她開了一個月的藥方，後期在原方的基礎上稍做調整，又讓她服用了一個月，前後共治療兩個月，患者痛經的問題基本得到解決。後期囑咐她注意少吃冰，並配合喝一些暖宮茶。

據文獻報導，全球約80％的女性有不同程度的經期腹痛，中國女性的發病率在30％左右。經期腹痛是指月經期間及月經前後出現明顯下腹部痙攣性疼痛、墜脹或腰酸痛等病態。現代醫學認為，月經是伴隨卵巢週期性變化而出現的子宮內膜週期性脫落及出血。下腹部疼痛是其主要症狀，嚴重疼痛可涉及腰骶、外陰、肛門等部位，或伴有噁心、嘔吐、坐臥不寧、面色蒼白、冷汗淋漓、四肢厥冷等全身症狀。

中醫認為，經期腹痛主要是由於「不通則痛」或「不榮則痛」，有虛實之分：虛證多為氣血虛弱、肝腎虧損，痛在經後，隱隱作痛，喜揉喜按；實證多為氣滯血瘀、寒濕凝滯或濕熱下注等，痛在經前，痛脹俱甚，拒按。治療方法以通調氣血為主。

氣滯血瘀型

此證患者多情志抑鬱，肝鬱氣滯。表現為經前或經期下腹脹痛，拒按，經量少，色紫黯有塊，塊下痛減，伴脅痛、乳房作脹。

寒濕凝滯型

此證患者多因經期感寒，表現為經前或經期小腹冷痛，得熱痛減。

濕熱瘀阻型

此證患者表現為經前、經期小腹脹痛或疼痛，有灼熱感，經血量多、經期延長質稠或夾較多黏液；帶下量多，色黃質黏有臭味。一般看舌苔可判斷。此類患者舌紅、苔黃膩。

氣血虛弱型

此證患者素體氣血虧虛。表現為經期或經淨後小腹隱隱作痛，月經量少，色淡，質薄，神疲乏力，面色萎黃。

肝腎虧虛型

此證患者素體虛弱，肝腎不足，或多產房勞。表現為經後小腹隱痛，經來色淡，量少，腰膝酸軟，頭暈耳鳴。

出現經期腹痛的患者，排除器質性病變等因素後，應調養情志，注意經期衛生及產後保健。

小妙方：薑桂紅糖飲

【原料】薑絲10克，肉桂3克，白米30克，紅棗2枚，紅糖適量。

【作法】水煎服。一般以行經前3～5天為一療程，分早晚溫熱服用。

【功效】經期腹痛。經期疼痛明顯時亦可飲。

此方可溫經散寒、理氣通經、活血止痛。生薑性熱，可散寒暖胃；肉桂可補元陽，暖脾胃，除積冷，通血脈；紅糖性溫、味甘、入脾，具有益氣補血、健脾暖胃、緩中止痛、活血化瘀的作用。三藥合用，可以溫煦氣血、暖胞宮，有效緩解經期腹痛，適用於氣血虛弱和由寒邪導致的痛經。

小妙方：玫瑰茶飲

【原料】月季花10克，玫瑰花6克，陳皮6克，紅糖適量。

【作法】前三味用沸水沖泡，加入紅糖飲用。

【功效】適用於氣滯血瘀型，可疏肝理氣、化淤止痛。

小妙方：山楂肉桂紅糖飲

【原料】乾山楂15克，肉桂5克，紅糖30克。

【作法】乾山楂、肉桂放入砂鍋，加入清水煎汁，加入紅糖調勻即可飲用。

【功效】適用於寒濕凝滯型，可溫經驅寒，調經止痛。

小妙方：車前小豆大米粥

【原料】赤小豆30克，桑白皮15克，益母草20克，車前草30克，白米60克。

【作法】桑白皮、益母草、車前草加水煎取汁，加入白米、赤小豆煮粥。作餐食用，每日兩次。

【功效】適用於寒濕凝滯型兼有濕邪為患，可清熱利濕，活血止痛。

小妙方：山萸羊肉湯

【原料】懷山藥30克，山萸肉10克，當歸15克，金毛狗脊15克，羊肉500克。

【作法】前四味加入清水同羊肉一起燉爛即可。吃肉喝湯。

【功效】適用於肝腎虧虛型，可補腎填精，養血止痛。

蓮藕治療經斷復來

經斷複來，又名倒經，俗稱倒開花，指婦人月經已斷一年以上又見經血。若無其他不適者為營血有餘。本病相當於西醫說的絕經後出血。若由生殖系統惡性病變引起，預後不良，應予重視。

本病首辨良惡。經檢查確定非生殖器器質性惡性病變所致的患者，臨床辨證多首在注意瞭解經斷而複行陰道出血的量、色、質，特別是血色、血質的相關情況，結合全身症狀及舌、脈症，結合患者體質因素進行綜合分析。

女性進入絕經期，月經不再來潮。若停經一年以上又發生陰道出血，常是疾病的早期訊號。絕經後陰道出血，最常見的部位是外陰、陰道和子宮。而最多見且複雜的是子宮出血。及時找出絕經後陰道出血的原因，是正確處理該類疾病的關鍵。陰道出血不是單一症狀，而是一種疾病，甚至是多種疾病的外在表現。許多疾病都可以通過症狀來瞭解、通過外在表現來認識。

注意陰道流血及分泌物性質，有無大量漿液性、膿性或米湯樣惡臭白帶，或膿樣血樣物。宮頸是否光滑，有無糜爛、菜花樣，凹陷性潰瘍或息肉樣贅生物等，子宮體是否萎縮，有無增大或結節、壓痛等，附件有無包塊，壓痛等。

絕經兩年以上，生殖器有不同程度萎縮，宮頸口有血液或血性分泌物、無臭味，說明出血來自宮腔，且多為良性病；宮頸有變，且有大量排液或膿血樣分泌物、有惡臭味，應注意是否為子宮頸癌；子宮增大無壓痛且出血反復發作，應注意子宮肌瘤、子宮內膜癌等惡性病變；附件有包塊，則可能為卵巢顆粒細胞瘤或卵泡膜細胞瘤；腹部腫瘤伴腹水者多為惡性病變；晚期惡性腫瘤可伴惡液質狀態。

婦女49歲前後，腎氣虛，天癸竭，太沖衰少，地道不通，故經水斷絕。若素體氣陰兩虛，邪氣內伏，致沖任不固，就會發生本病。常見的分型有氣虛、陰虛、血熱和血瘀。虛者補之，熱者清之，注重補腎扶脾、養血清熱是治療老年經斷複行的主要方法。在謹守病機的同時，宜針對本病陰道出血的主證，在出血期加相應固沖、安沖止血之品標本同治，以期獲取較好的臨床療效。

氣虛：素體中氣不足，複加勞力過度，損傷中氣，氣虛沖任不固，血失統攝，致經斷複來。症狀是自然絕經在兩年以上，經水複來，血量較多，色淡質稀，小腹空墜，神疲乏力，氣短懶言，面色光白，舌淡紅，苔薄白，脈緩弱。

陰虛：早婚多產，陰血本虧，複加房事不節，更傷腎精，或老年憂思過度，耗損營陰，陰虛內熱，熱擾沖任，迫血妄行，致經斷複來。證候是自然絕經兩年以上，經水複來，量不多，色鮮紅，五心煩熱，兩顴潮紅，夜睡不寧，咽乾口燥，陰中乾澀或灼熱疼痛，皮膚或外陰瘙癢，大便燥結，舌紅，苔少，脈細數。

血熱：素體陽盛，或過食溫燥之品，燥熱內蘊，或感受熱邪，或怒動肝火，火熱損傷沖任，迫血妄行，致經斷複來。症狀是自然絕經兩年以上，經水複來，色深紅，質稠，帶下增多，色黃，有臭味，口苦口乾，小便短赤，大便秘結，舌紅，苔黃，脈弦滑。

血瘀：老年體虛，氣血運行不暢，複加情志內傷，肝氣鬱結，氣滯血瘀，瘀留沖任，新血誤行，致經斷複來。症狀是自然絕經兩年以上，經水複來，血色紫黯有塊，量多少不一，小腹疼痛拒按，或胞中有症塊，舌紫黯，脈弦澀或澀而有力。

小妙方：木耳燉藕節

【原料】黑木耳（泡發）30～50克、冰糖各15克，藕節30克，豬瘦絞肉100克。

【作法】上四味共加水1升燉熟食。每日1劑，分2次服。

【功效】主治肝腎陰虛型經斷複來。

小妙方：三七藕蛋羹

【原料】三七粉5克，雞蛋1個，鮮蓮藕250克，鹽適量。

【作法】前兩味調成糊，鮮蓮藕切碎絞汁（約30毫升），加水30毫升，煮沸後入三七粉蛋糊，加鹽即可。

每日1次。

【功效】主治瘀熱型經斷複來。

人們普遍認為絕經後出血大多與子宮的惡性腫瘤有關，事實上，由子宮內膜腫瘤刺激引起子宮出血的發病率固然較高，但通常遇到的絕經後出血仍以非腫瘤所致為多。大多數絕經後出血還是屬於功能性子宮出血（簡稱功血）。隨著婦女年齡增高，體內雌激素值下降以致絕經。但並不是所有絕經後婦女雌激素值都會降低，部分人甚至出現雌激素相對過多，從而引起了絕經後出血。雌激素過多往往是由於絕經後婦女性腺外的內源性雌激素產生過多，或使用雌激素不當所致。因此，對具體情況要具體分析，不可一概而論。如果發現絕經後出血，既不可盲目恐懼，也不可掉以輕心，應及早去婦科檢查，明確病因後對症治療。

一粥一菜治療經斷前後諸證

婦女一般在49歲左右月經終止，稱為「經斷」，亦稱「絕經」。在斷經前後會出現經期紊亂，頭暈耳鳴，煩躁易怒，心悸失眠，轟熱汗出，五心煩熱，甚則情志失常，或浮腫便溏，腰酸骨楚，倦怠乏力。這些症狀往往三三兩兩出現，稱為「經斷前後諸證」，也稱「更年期症候群」。此種症狀常持續一、兩年，輕者每可不藥而愈，若症狀明顯者，則應予治療。

更年期婦女指45～55歲這段年齡期的婦女，這一階段標誌著成年期的結束、邁向老年階段的過渡。更年期綜合症並非婦女特有，只不過男性出現較晚，且多數無明顯症狀，在不知不覺之中度過。由於此期女子下丘腦—垂體—卵巢軸的功能逐步衰退，體內狀態不穩定，極易產生軀體及心理上的不適，此期各種家庭社會問題又極易對婦女身心造成巨大壓力，如退休、子女升學、就業問題、丈夫外遇、婆媳關係不和、生理其他疾病等等，往往在更年期發生致病作用，使自主神經興奮或過度抑制而進一步發生紊亂，故出現一系列生理、心理症狀。如月經紊亂（月經頻至、稀發、先後不定期或崩漏等）、頭痛、頭昏、耳鳴、失眠多夢、心悸、胸悶氣短、倦怠乏力、四肢麻木、潮熱汗出、浮腫便溏、焦慮、恐懼煩躁、憂鬱偏執等。

中醫對經斷前後諸證沒有系統論述，而是分散在「崩漏」「汗證」「不寐」「健忘」「臟躁」「骨痹」「腰痛」「骨痿」等病論述中。儘管論述分散，但總的病機均圍繞著「腎虛」，這與婦女的生理特點有關，所謂「女子七歲，腎氣盛，齒更發長；二七而天癸至，任脈通，太衝脈盛，月事以時下，故有子……七七任脈虛，太衝脈衰少，天癸竭，地道不通，故形壞而無子也」（〈素問〉）。

隨著年齡增長，婦女的腎氣由盛漸衰而至竭，沖任虧損，天癸漸絕，腎之陰陽失調。腎陰腎陽是機體陰陽之根，一旦不足，必致全身臟腑經絡失於滋養、溫煦而功能失調，故「腎虛」為該病之本。「五臟之真，惟腎為根」（《醫貫》），「五臟之傷，窮必及腎」（《景岳全書》）。腎陰虧虛，水不涵木，肝陽上亢則見潮熱汗出，頭暈目眩。腎陰不足，腎水不能上濟心火，心火上炎，心腎不交而心悸失眠，心煩汗出。腎陽虛衰，火不生土，脾失溫煦，則出現脾腎兩虛，腰酸冷痛。腎虛肝鬱而情緒抑鬱，煩躁易怒。由此可見，絕經前後諸證，證候複雜，在「腎虛」的基礎上常累及多個臟腑。

縱觀絕經前後諸證的各種症狀，可以分成四大部分：月經紊亂，而成「崩漏」之證；情志的異常，出現「不寐」「健忘」「臟躁」等症候群；體液的變化，以致常汗出，而成「汗證」；骨質的改變，以致「骨痹」「腰痛」「骨痿」等症候。

肝腎陰虛經斷前後諸證：腎精虧虛，水不涵木，浮陽失於潛藏。證見頭暈耳鳴，煩躁易怒，轟熱汗出，五心煩熱，心悸不安，腰膝酸軟，經來量多，或漏下淋漓，口乾便結，舌紅少苔，脈細數。治宜滋腎柔肝，育陰潛陽。

脾腎陽虛經斷前後諸證：腎陽虛衰，命火不足，上不能溫脾陽，下不能暖膀胱，以致陽虛內寒。證見面色晦暗，精神萎靡，形寒肢冷，腰酸如折，納少便溏，面浮肢腫，腹脹尿頻甚或失禁，白帶清稀量多，舌淡苔薄，脈沉細無力。治宜溫腎扶陽。

小妙方：枸杞肉絲冬筍

【原料】枸杞、冬筍絲各30克，豬瘦肉絲100克，豬油、鹽、味精、醬油、太白粉各適量。

【作法】炒鍋放入豬油燒熱，投入豬瘦肉絲和冬筍絲炒至熟，放入其他佐料即成。每日1次。

【功效】適用於頭目昏眩、心煩易怒、經血量多、面色晦暗、手足心熱等。

小妙方：合歡花粥

【原料】合歡花乾品30克或鮮品50克，白米50克，紅糖適量。

【作法】合歡花、白米、紅糖同放鍋內加水500毫升，用文火煮至粥熟即可。每晚睡前1小時空腹溫熱食用。

【功效】安神解鬱，活血悅顏，利水消腫。適用於更年期易怒憂鬱、虛煩不安、健忘失眠等症。

更年期婦女對於經斷諸證，更要調整好自己的心態，正確認識自己的生理變化，消除不必要的精神壓力，避免不良的精神刺激，遇事不怒。心中若有不快，可向親朋傾訴宣洩。可根據自己的性格愛好選擇適當的方式怡情養性。要保持樂觀情緒，胸懷開闊，樹立信心。

飲食調養的重點是顧護脾腎、充養腎氣。可選食雞蛋、動物內臟、瘦肉、牛奶等高蛋白食物以及菠菜、油菜、番茄、桃、橘等綠葉蔬菜和水果補血。患有陰虛陽亢型的高血壓患者，可攝食粗糧（小米、玉米、麥片等）、蕈類（蘑菇、香菇等）、芹菜、蘋果、山楂、酸棗、桑葚、綠茶等以降壓安神，應少吃鹽，不要吃刺激性食品，如酒、咖啡、濃茶、胡椒等。平時可選食黑木耳、黑芝麻、核桃等補腎食品。

更年期婦女應注意不要過度勞累，注重睡眠和休息。不過，過分貪睡反致懶散萎靡，不利於健康。只要身體狀況好，就應從事正常工作，還應進行散步、太極拳、氣功等運動量不大的體育活動及力所能及的勞動，以調節生活，改善睡眠和休息，避免體重過度增加，同時注意個人衛生。

兩湯一粥治療經行發熱

每值經期或行經前後，出現以發熱為主證者，稱「經行發熱」，亦稱「經來發熱」或「經病發熱」。以育齡期婦女多見，常伴發於盆腔炎、子宮內膜異位症等疾病。其主要發病機理乃氣血、營衛失調所致。發病有因外感者；有因素體虛弱、衛陽不固，而生寒熱者；或陰血不足、陰虛內熱者；亦有因憂思忿怒，肝氣怫逆，鬱而化熱者。治療總以調氣血、和營衛為主。因於外感者，治同內科，但經行耗血，陰血偏虛，故汗之不宜太過，以免重傷其陰。

陰虛經行發熱：素體陰虛，經行時陰血下注胞宮，營陰益虛，熱由內生。證見經行潮熱盜汗，心煩驚悸，夜寐不安，或手足心熱，經色鮮紅，舌紅少苔，脈細數。治宜養陰清熱，涼血調經。

氣虛經行發熱：稟賦素弱，或勞倦過度，或久病失養，元氣受損，經行時氣隨血泄，其氣更虛，營衛失固，寒熱因之而作。證見經行或經後發熱，熱勢不揚，動則汗出，少氣懶言，肢軟無力，經行量多，色淡質薄，舌淡苔白潤，脈虛緩。治宜益氣固表。

肝鬱經行發熱：素性抑鬱，情懷不舒，經行時肝血下注血海，氣火偏盛，致令發熱。證見經前或經期發熱，頭暈頭漲，胸脅乳房脹痛，煩躁易怒，口苦咽乾，經量或多或少，或有血塊，經色深紅，苔薄黃，脈弦數。治宜舒肝清熱。

血瘀經行發熱：經期產後，餘血未淨，或內傷生冷，或外感風寒，或房事不節，氣逆血留，當經行之際，氣血瘀阻，營衛不和，以致發熱。證見經行乍寒乍熱，小腹疼痛，拒按，經色黯紅，有血塊。舌紫黯，脈弦澀。治宜活血行瘀。

如何診斷經行發熱

首先，根據發熱多發生於經前、經行時，經後發熱自然消退進行診斷。其次，常伴發於有慢性盆腔炎或子宮內膜異位症等患者。最後，若經行外感發熱或其他原因引起的偶然經期發熱者不能診斷為本病。

在飲食上，經行發熱患者要注意科學搭配飲食，防止暴飲暴食、挑食、偏食。這樣，既能補充人體必需營養，又可防止內熱產生。注意供給高能量、高蛋白質、富含維生素和無機鹽以及口味清淡、易於消化的飲食。根據病情可給予流質、半流質飲食或軟飯。流質飲食可選用豆漿、蛋花湯、綠豆湯、藕粉、去油雞湯等，半流質飲食可選用白米粥、肉末菜末粥、雞蛋麵疙瘩、肉末菜末麵條、餛飩、豆花、銀耳羹等，軟飯可選用饅頭、麵包、軟米飯、包子、瘦肉類、魚、蝦、蛋、瓜茄類、嫩菜葉、水果等食品。切忌飲用濃茶、咖啡、酒精飲料或食用具有刺激性的調味品（芥末、辣椒、胡椒等），並少吃油膩的食物，如油煎熏烤炒炸的食物。忌吃黏糯滋膩、難以消化的食品。

小妙方：香薷扁豆湯

【原料】香薷10克，白扁豆12克，陳皮6克，荷葉8克，白糖適量。

【作法】白扁豆炒黃搗碎，與香薷、陳皮、荷葉一同煎煮，煮沸10分鐘後過濾，去渣取汁，加入白糖放溫服用。

【功效】香薷、荷葉清暑祛濕，陳皮、白扁豆健脾和胃祛濕。合為清暑益氣、祛濕退熱，適用於暑濕型發熱。

小妙方：生薑紅糖湯

【原料】生薑5～10片，紅糖30～50克。

【作法】生薑去皮切片，加紅糖一併放入鍋中，煮沸10分鐘後即可，放溫服用。一日可服2～3次。

【功效】生薑有辛溫解表、溫中散寒的作用，紅糖有益氣、緩中、散寒止痛的作用。合為解表散寒、發汗退熱，適用於風寒外感型發熱。

小妙方：薄荷粥

【原料】鮮薄荷30克，白米50～100克，冰糖、薄荷汁適量。

【作法】鮮薄荷洗淨入鍋，加水適量煎煮至汁濃時停火，過濾取汁備用，再將淘淨的白米入鍋煮粥。粥將熟時，加入薄荷汁和冰糖，再煮1～2分鐘即成。每日服1～2次。

【功效】薄荷辛涼、清熱解毒，白米溫中和胃。合為清熱利咽，解毒退熱，適用於風熱外感型發熱。

需要注意的是，經行發熱大多由氣虛或陰虛引起，總由患者體質虛弱、經行臟腑氣血或陰虛生內熱所致，故經後應繼續調養，並適當進行戶外活動，增強體質，促進機體對經行期氣血變化的適應性，可以防止經行發熱。經行發熱一般經後自然逐漸消退，如果病程日久，反復發病，甚至經後熱度反而升高者，應根據其臨床表現做必要的檢查，明確發熱原因進行治療。

兩粥一湯治療經行眩暈

不知道各位有沒有過那種飄飄蕩蕩、像坐在船上的眩暈感，其實，眩暈是因身體對空間定位障礙而產生的一種動性或位置性錯覺，涉及到多個學科。眩暈可分為真性眩暈和假性眩暈。真性眩暈是由眼、本體覺或前庭系統疾病引起的，有明顯的外物或自身旋轉感。假性眩暈多由全身系統性疾病引起，如心血管疾病、腦血管疾病、貧血、尿毒症、藥物中毒、內分泌疾病及神經官能症等幾乎都有輕重不等的頭暈症狀。而經行眩暈，就是指每逢經行前後，或正值經期，出現頭目眩暈，視物昏花，並伴隨月經週期發作的症狀，是一個切切實實的中醫病名。

經行眩暈始見於《陳素庵婦科補解．調經門》：「經行發熱，兼頭重目暗者，何也？血虛發熱，陽氣下陷，故頭重；精血少，故目暗也，宜地黃養血湯。」《女科撮要．卷上》云：「婦人經行後，勞役失調，忽然昏憒，面赤吐痰，此元氣虛火妄動。」指每值經期或行經前後，出現頭暈目眩、視物昏花為主的病證，其特點為隨月經週期性反復發作，常兼見月經量少、月經後期，屬西醫「經前綜合症」範疇。

中醫認為月經前或經血欲行而未行之時，陰血下注衝任，血海充盈，而全身陰血相對不足，臟腑功能出現不平衡狀態。如患者素體陰陽偏盛偏衰，或為經孕產乳所傷，即可使身體各臟腑功能或氣血平衡失調，出現經行眩暈等一系列證候。肝為藏血之臟，肝之氣血易虧虛，易失於條達，故經行眩暈臨床上以肝臟證候多見，其他脾腎等見證也莫不與肝有關。總體來說，其發病有因於虛者，多為血虛或陰虛；有因於實者，多為痰濕內阻而致清陽不升。臨床常見氣血虛弱、陰虛陽亢、痰濕阻滯三個證型，分別治以益氣養血、滋陰潛陽、祛痰降濁之法。

想要預防經行眩暈，那麼在飲食方面應以清淡為主，要注意多樣化，確保營養充足，多吃易於消化吸收的食物。在做法上沒有特別要求，但要適合自己的胃口，以便多吃。以瘦肉、雞蛋、雞湯等清補為宜。在主食上要多吃麵、米、豆類、豆製品等，還應多吃新鮮蔬菜和水果。不要吃生冷及涼拌的食物，也不宜食用發物，如羊頭、豬頭、公雞肉、蟹蝦、鯊魚等，以免胃腸道受刺激而誘發經行眩暈嘔吐發作。可以多吃冬瓜、蘿蔔、芋頭、赤小豆等，要注意戒煙酒和濃茶，這樣可以起到健脾消痰的效果。在平時還要注意多鍛鍊身體，增強體質。氣血虛弱者要注意適度休息，保持充足的睡眠時間，不要過度饑餓。精神虧虛、感情脆弱者，不要參加喪禮、觀看悲情電影等，避免情緒不穩定乃至發生昏厥。在盛暑季節，或進行高溫作業時，要採取有效措施，預防中暑。飲食要有節，飲酒適量，合理控制房事，平時多運動也有預防和治療作用。

氣血虛弱型

素體血虛，或精血化源不足，經行時其血更虛，血虛不能上榮，故頭目眩暈。血虛所致者可見經期或經後頭目眩暈，經行量少，色紅質稀，面色萎黃，或白無華，心悸少寐，舌質淡，苔薄白，脈細弱。治宜養心益脾。

陰虛陽亢型

素體陰虛，久病或熱病之後，或勞欲太過，陰精屢損，每值經行陰血更感不足而致。陰虛陽亢所致者，臨證可見經行頭暈目眩，量多色鮮紅，煩躁易怒，口乾咽燥，舌紅苔黃，脈弦細數。治宜滋陰潛陽。

痰濕阻滯型

素體脾虛，運化失職，水濕停聚而成痰，經行氣血下注，其氣益虛，清陽不升，痰濕上擾清竅所致。脾虛挾痰者臨證則可見經行前後頭暈沉重，胸悶泛惡，少食多寐，苔白膩，脈濡滑。治宜健脾溫陽，化濕袪痰。

小妙方：芹菜苦瓜湯

【原料】芹菜250克，苦瓜30克，砂糖適量。

【作法】芹菜、苦瓜用沸水燙2分鐘，切碎絞汁，加砂糖，開水沖服，每日1劑，連服數日。

【功效】適用陰虛陽亢之眩暈。

小妙方：烏雞粥

【原料】烏雞1隻，黃芪15克，白米100克。

【作法】烏雞剖洗乾淨，濃煎雞汁，黃芪煎汁，與白米共煮粥，早晚趁熱服食。

【功效】用於氣血虛弱之眩暈患者。

小妙方：車前子粥

【原料】車前子15克，白米60克，玉米粉適量。

【作法】車前子布包煎水去渣，入白米煮粥。玉米粉用冷水浸和，調入粥內煮熟吃，每日1劑，常吃。

【功效】適用痰濕壅盛之眩暈。

一粥一湯治療經行風疹塊

經行風疹塊，亦名經行隱疹、經行、經前蕁麻疹。本病特點為每月行經前、行經期間或月經將淨時，周身皮膚出現紅色或蒼白色疹塊、風團，發無定處，時隱時現，瘙癢異常，消退後不留痕跡，每月隨月經週期反復發作，病情遷延數月，西醫稱為「月經疹」。

經行風疹塊，屬現代醫學「蕁麻疹」範疇。蕁麻疹表現為突然出現大小、形態不一的水腫性圓頂隆起，或成片的淡紅或與皮膚顏色相同的「疙瘩」（風團），常常先有瘙癢，在局部搔抓後出現；也會在受熱、受冷及劇烈運動後出現。蕁麻疹可分為急性蕁麻疹和慢性蕁麻疹：急性蕁麻疹2～24小時內消退，不留痕跡，可反復發作；慢性者病程可達數月甚至數年。部分患者會有噁心、嘔吐、腹脹、腹瀉、胸悶等不適，嚴重者血壓下降，伴有喉頭水腫者會發生窒息。

經行風疹塊多見於過敏體質者，與一般因藥物、食物等外界過敏因素刺激而誘發的風疹塊不同的是，每遇經期而發作。現代醫學認為，本病的發生與行經期內分泌功能失調、電解質代謝紊亂及微循環障礙等有關。《雜病廣要．調經》云：「婦人血氣，或通身癢，或頭面癢，如蟲行皮中，緣月水來時，為風所吹。」由此可見，本病多是風邪為患，緣於素體本虛，適值經行，氣血亦虛，風邪乘虛而入，郁於肌表而誘發本病。本病有內風和外風之分：內風者由血虛生風所致；外風者由風邪乘經期、產後、體虛之時，襲於肌表腠理。治療本病方法很多，西醫用抗組織胺藥、皮質類固醇治療有效，但副作用明顯，易復發，不易根治。中醫診治此病時，對於表證給予疏風清熱，對於入血證，則給予養血疏風，內服外敷，方式靈活，標本兼治。

血虛型

主要證候是經行風疹頻發，瘙癢難忍，入夜尤甚，面色不華，肌膚枯燥。舌淡紅苦薄，脈虛數。營陰不足，血虛生風，風勝則癢。經行時陰血愈虛，故風疹頻發。因血屬陰，故入夜癢甚。血虛不能上榮於面，則面色不華。血虛肌膚失榮，則肌膚枯燥。舌淡紅，苔薄，脈虛數，均為血虛生風之象。治當養血疏風。

風熱型

主要證候是經行身發紅色風團、疹塊，瘙癢不堪，感風遇熱，其癢尤甚，口乾喜飲，尿黃便結。舌紅，苔黃，脈浮數。風熱相搏，邪鬱肌腹，則身起紅色風團，瘙癢異常。熱甚傷津，則口乾喜飲，尿黃便結。舌紅苔黃，脈浮數，均為風熱內盛之象。治當疏風清熱。

適用於經行風疹塊的中成藥

防風通聖丸，每服 6 克，日服2次（適用於風熱侵襲肌表者）。

蕁麻疹丸，每服10克，日服2次（適用於風熱侵襲肌表者）。

消風止癢沖劑，每服9克，日服3次（適用於風熱侵襲肌表者）。

玉屏風丸，每服9克，日服3次（適用於表虛不固而發疹塊者）。

烏蛇止癢丸，每服9克，日服3次（適用於各型患者）。

小妙方：雞蛋蓮子湯

【原料】雞蛋2個，蓮子100克。

【作法】雞蛋煮熟後去殼；蓮子溫水浸泡後去衣、心，加水煎煮至黏稠，加入雞蛋稍煮，再加冰糖調味即成。

【功效】養血滋陰，適用於血虛型經行風疹塊。

小妙方：蟬蛻甜酒釀

【原料】蟬蛻3克（研末），甜酒釀50毫升。

【作法】將甜酒釀沖入200毫升沸水，加蟬蛻末調勻溫服，每日2次。

【功效】疏風止癢，適用於各型經行風疹塊。

在日常生活中，經行風疹塊患者應注意哪些事項呢？

首先，出汗時要避免受風，不要亂服藥物，避免精神緊張，要勞逸結合，起居有規律。發病期間，飲食要盡可能清淡，多吃富含維生素食物，如新鮮蔬菜和水果，多吃些粗糧。忌食腥味及刺激性食物，如魚、蝦、蟹、雞蛋、辣椒、生蔥、酒等。

其次，經行風疹塊屬於變態反應性疾病，其發病原因與女性內分泌失調有關，因此癢時可外用醋酸曲安西龍軟膏、地塞米松軟膏。在醫生指導下也可用雌激素治療。

最後要注意，出現瘙癢時切忌用手抓，有時越抓癢得越厲害，而且容易發生感染。癢得難忍時，可用溫鹽水洗身。

一粥一菜治療經行口糜

許多女性每到月經來之前的2∫3天，就覺得渾身不適，特別是口腔裡會起潰瘍，疼痛難忍，進食困難。其實，之所以會出現這種現象，除了與自身體弱血虛有關，還與經前這段時間的機體過於疲憊、內分泌紊亂、精神過於緊張等綜合因素有關。比如工作壓力過大、精神過於緊張，就會打破機體抵禦外界病毒的屏障，再加上不健康的生活方式，如熬夜、減肥、早上睡覺晚上工作，生活不規律，這些都會影響機體的抗病能力，導致免疫力下降。女性在月經期間，自身免疫功能本就較為薄弱，如果再沒有正氣相扶持，就很容易發病。

經行口糜這種病的特點是，每值月經來潮前或行經期間出現的口腔內唇、頰、舌、牙齦等部位黏膜破潰糜爛，自覺灼熱疼痛，影響進食，經盡後逐漸消失，月月如期。此病多見於中年婦女，往往多年難癒，常嚴重損害患者身心健康。經行口糜的特點是隨月經週期性復發，屬西醫反覆性口腔潰瘍，是由多系統因素引起的口腔病變，病因未明，臨床尚無特效療法。內分泌改變（月經妊娠）可能是誘因之一，已有證據證實，與月經相關的復發性口腔潰瘍患者的月經前血清孕酮含量偏低，口腔黏膜是性激素的靶細胞之一。

中醫學認為脾開竅於口，脾胃以膜相連，而頰與牙齦屬胃腸，心開竅於舌，心腎上下交通，腎脈又連於舌，故口糜的發生，往往與上述諸臟腑功能失調密切相關。心脾有熱，氣衝上焦，上作口糜；此外膀胱移熱於小腸，可作口糜；肝鬱化火，火隨氣逆，亦可作口糜。古代醫家對此病也多從「火熱」論述，或因虛熱，或因實熱。人各有異，需因人制宜，辨證施治。

陰虛火旺：素體陰虛，或欲念志火內動，或熱病後耗津傷陰，值經行則營陰愈虛，虛火內熾，熱乘於心，遂致口糜。證候是經期或臨經前口舌糜爛，月經量少，色紅，口燥咽乾，五心煩熱，尿少色黃，大便乾燥，形體消瘦，頭暈腰酸，心悸健忘，夜寐不安，舌尖紅或舌紅苔少，脈細數。治當滋陰降火。

胃熱薰蒸：素食辛辣香燥或膏粱厚味，腸胃蘊熱，經行衝氣偏盛，挾胃熱上衝，以致口糜。證候是經行口舌生瘡，口臭，口乾喜飲，胸悶納呆，尿黃，便結，月經量多，經色深紅，舌質紅，苔黃厚膩，脈滑數。治當清熱瀉火，蕩滌胃熱。

小妙方：銀耳粥

【原料】銀耳適量，白米400克，紅棗10枚，冰糖適量。

【作法】銀耳洗淨泡4小時左右，將白米、大棗先下鍋，水沸後加入銀耳及冰糖同煮。

【功效】清熱瀉火。適用於經行口糜，屬胃熱薰蒸型，經行口舌生瘡，口乾喜飲，尿黃便結，舌苔黃厚，脈滑數。

小妙方：枸杞子里脊片

【原料】枸杞子30克，里脊肉250克，菊花腦30克，植物油、蔥、薑、太白粉、麻油各適量。

【作法】炒鍋置火上，加入植物油、蔥、薑，出香後投入里脊片，炒透後，加清水適量，加入菊花腦，用太白粉勾芡，淋入麻油和枸杞再煮片刻即可。

【功效】清熱瀉火滋陰。適用於經行口糜，屬虛屬實均可應用，對陰虛火旺、虛火上炎引起的經行口瘡更佳。

在飲食上，想要預防經行口糜，要禁食溫燥的水果、調味品等，如荔枝、龍眼、榴槤、芒果、八角、花椒、肉桂等，也不要吃高脂肪、高熱量等油膩食品，如速食等，同時禁食咖啡等刺激性飲料，少喝一點綠茶。平時則可以喝綠豆湯解渴，但綠豆性寒，脾胃虛寒滑泄者忌之。

那麼該吃什麼呢？可以吃一些黃色水果，因為黃色水果中類胡蘿蔔素含量較高，有抗氧化的生理活性，如柑橘、芒果、柿子、杏中含有β-胡蘿蔔素，木瓜、西瓜、紅柚中含有番茄紅素。還要多吃含天然維生素C的水果，如紅棗、獼猴桃、山楂、柑橘等水果，這些水果不僅營養豐富，能防止敗血症，而且是天然抗氧化劑。除此之外，堅果必不能少。堅果（如核桃）中含有大量不飽和脂肪酸和維生素E，能補充人體必需的不飽和脂肪酸，維生素E也是一種抗氧化劑。

經行口糜患者來月經前要特別注意不要過於勞累、少熬夜、避免吃生冷刺激性的食物。服裝上要留意，不要過於貪涼。在防治女性月經期口腔潰瘍過程中，需保持心情愉快，不要太疲倦，堅持按療程服藥，飲食要清淡、多飲水，這樣才能迎來健康的生活。

羹湯相宜治療經行情志異常

婦女每逢經期或月經前後便出現煩躁易怒，甚至狂躁不安，語言錯亂；或者情緒低落，悲傷欲哭，喃喃自語；或者喜怒無常，徹夜不眠等症狀，持續時間可達5～10天，經淨後即可恢復正常。中醫稱這種病證為「經行情志異常」，屬於經前緊張綜合症範圍中較重者，西醫則稱其為「週期性精神病」，多見於中青年婦女。本病雖然類似於精神病的發作，但神經組織的病理形態學方面沒有肯定的改變，也沒有發現相應器官的器質性病變，只是神經系統功能活動失調，故而發作有週期性，與內科之癲狂或精神官能症，在表現上有明顯區別。

現代研究發現，臨床上此症多見於平日精神緊張、急躁、憂鬱和敏感的婦女。同時也發現催乳素在本病的發病因素上起重要作用，如臨床上用溴隱亭治療經前緊張綜合症時，發現血中催乳素顯著下降，同時伴隨全身症狀減輕，說明血中催乳素過多也是產生本病的一個重要因素。也有學者認為本症可能與體內雌激素/孕激素的比值升高有關，如臨床上發現本症部分患者常有月經期縮短，無排卵週期，或黃體功能障礙等月經失調的現象。

經行情志異常主要依據病史、臨床表現進行診斷，患者多有精神刺激或過度思慮史。臨床表現有輕有重，可有憂鬱型和狂躁型的不同。輕者，鬱悶寡言，反應遲鈍，悲傷欲哭，情志恍惚，或心中懊惱，失眠而驚，煩躁易怒，一觸即發；重者，神志呆滯，語無倫次，或詈罵毆打，狂言妄語，不能自控。以上症狀或單獨出現，或三兩出現，每於經行前發生，經淨後可逐漸恢復。

經行情志異常多因憂鬱惱怒傷肝，木火偏亢；或脾虛痰盛，痰熱擾心；或憂思積慮，暗耗心液，心血不足，神不守舍所致。經行情志異常多由情志所傷，情懷不遂，故治療以養心安神為大法，具體治療或因肝氣鬱結，治宜疏肝解鬱，或因痰火上擾，治宜清熱滌痰，或因心血不足，治宜養血寧心。治療多於經前開始，宗實則瀉之、虛則補之的原則。

肝氣鬱結型

症狀是多於經前情緒不寧，坐臥不安，煩躁易怒，不能自制，甚則怒而發狂，淫言不避親疏，謾罵毆打，經後逐漸減輕或複如常人。平時則沉默寡言，胸脅脹悶，不思飲食，煩躁頭痛，口苦唇乾。月經量多、色紅，經期提前。因為情志失調，肝氣鬱結，肝鬱化火，故在經期沖氣偏旺之時氣火尤盛，情緒不寧，坐臥不安，煩躁易怒，甚或怒而發狂。經後沖氣漸平和火隨血去而減，則複如常人。肝鬱化熱，熱迫血行則月經量多，色紅，經期提前。

痰火上擾型

症狀是經行狂躁不安，語無倫次，甚或詈罵妄躁，神志不清。心胸煩悶，飲食少思，夜臥不寧，大便乾結。平時帶下量多色黃質稠。因為痰熱內盛，經前沖任氣盛，氣火逆上，痰涎並走於上，蒙蔽心神，故煩躁不安，語無倫次，甚或詈罵妄躁，神志不清。經後氣火漸平，則症狀逐漸消失。痰濕下注則帶下量多黃稠。

心血不足型

症狀為經期出現心中懊儂，神志呆滯，精神恍惚；或語言錯亂，無故悲傷。精神萎靡，面色少華，失眠健忘，心驚怔忡，倦怠懶言，舌淡脈細。月經推遲，量少，色淡紅。因為心血不足，心失所養，神不守舍，經來驚悸，抑鬱，故出現神志恍惚、語言錯亂等症，經後陰血漸複，故情志症狀消失。營血不足則月經推遲，量少。

小妙方：蓮子藕粉羹

【原料】去心乾蓮子１００克，藕粉60克，白糖適量。

【作法】去心乾蓮子用溫水洗淨，浸泡發好，放入鍋中，加清水適量，煮至熟透，再將藕粉放入碗中，用冷水浸和，慢慢下入鍋中，邊下邊攪呈濃稠狀，再加白糖調味即可。當點心食用。

【功效】補中益氣，養心安神。適用於經行情志異常。

小妙方：黑豆烏雞湯

【原料】黑豆１５０克，何首烏１００克，烏雞1隻，紅棗10枚，生薑5克，鹽適量。

【作法】洗淨烏雞備用；黑豆放入鐵鍋中乾炒至豆衣裂開，再用清水洗淨，晾乾備用；何首烏、大棗、生薑分別洗淨，紅棗去核，生薑刮皮切片，備用。取湯鍋上火，加清水適量，用大火燒沸，下入黑豆、何首烏、烏雞、紅棗和生薑，改用中火繼續燉約3小時，加入適量鹽即成。佐餐食用。

【功效】補血養顏、養心安神。適用於經行情志異常。

經行神志異常患者要保持良好的心態，凡事要想得開，能適應客觀現實，不要隨便發脾氣。要會自我排遣，可找能夠信賴的朋友、親人訴說，積極自我暗示。轉移注意力，投身於豐富多彩的生活中，不要沉浸於焦慮、煩躁中。避免過度勞累，適度放鬆，生活有規律，常保充足的睡眠。症狀嚴重者，應臥床休息。每次來月經前可適度做些輕度運動，精神不要緊張。為了調節精神，可聽聽收音機，看看電視，閱讀些書報，分散大腦的緊張度，以利改善月經週期的生理功能。患者應有信心，這種病經過適當的休息與治療是能恢復健康的。

一湯一飲治療經行吐衄

每次月經來潮前或正值經期便出現吐血、衄血（鼻血），或眼耳出血者，稱「經行吐衄」。吐血、衄血發作時，月經量明顯減少，甚至無月經。經後會逐漸停止，但下次行經又再復發。這種現象又叫「倒經」「逆經」，與西醫的「代償性月經」相似。臨床上也有少數在經後吐衄者，常伴有口乾、咽燥等血熱症狀，常因為吐血、衄血而致月經量少，甚至無月經。

《素問．至真要大論》曰：「諸逆衝上，皆屬於火。」血的升降運行皆從乎氣，氣熱則血熱妄行，氣逆則血上溢。伴隨月經週期發作吐衄者，乃因經前血海滿盈，沖氣較盛，若素稟陰虛內熱，或素有鬱熱等，火性炎上，其熱必並沖氣上逆而為吐衄。導致血熱氣逆的原因有肝經鬱熱、胃火熾盛、肺腎陰虛。

現代研究認為，由於鼻黏膜等器官對卵巢分泌的雌激素較為敏感，雌激素可使其毛細血管擴張，更為脆弱，因而易破裂出血。有人認為，鼻黏膜與女性生殖器官兩者之間有生理上聯繫，甚至將鼻黏膜視為原始生殖器的組成部分，因而倒經在鼻黏膜更為多見。另外，亦有人認為倒經可由子宮內膜異位症所致。某些情況下子宮內膜可隨血循環或淋巴播散而引起該處隨月經週期而出血。

「經行吐衄」一詞，最早載自清代《醫宗金鑑．婦科心法要訣》。從收集到的文獻分析，經行吐衄在臨床不屬婦科常見病。但歷代醫家一致認為，凡吐血、衄血出現在經期及經行前後一兩天，連續兩個月經週期，經淨後出血自然停止，經耳鼻喉專科檢查、X光或CT（斷層掃描）檢查、血液系統檢查均無異常，局部取活檢病理檢查排除潰瘍病變及子宮內膜異位症，即可診斷為經行吐衄。中醫的「經行吐衄」包含了西醫所稱的「代償性月經」，但西醫所稱的「代償性月經」並不等同於中醫的「經行吐衄」。臨床上診斷此病，多見於中青年婦女，以週期性的月經前、月經期的衄血、吐血和病史為主，實驗室血常規檢驗、出凝血時間、血小板檢查只是輔助診斷作用。

肝經鬱火型

素性抑鬱，或暴怒傷肝，肝鬱化火，移熱於衝脈，當經至時血海旺盛，沖氣逆上而發生吐、衄血。其症狀為經前或經後吐血、衄血，量多色鮮紅，月經提前，心煩易怒，兩脅脹痛，口苦咽乾，尿黃赤，舌邊紅苔黃，脈弦數。

胃熱熾盛型

嗜食辛辣、肥甘厚味等，胃熱內熾，衝脈隸屬陽明，經時血海充盈，而胃熱挾沖氣上逆，從而病發經行吐衄。經將行或經期吐、衄血，或齒衄，色紅量多，月經提前，口乾咽燥，欲飲涼，舌紅苔黃，脈洪數。

肺腎陰虛型

素體陰虛，肺腎不足，行經時沖氣挾虛火上逆，灼傷血絡，以致吐衄。正如沈堯封所云：「多由陰虛於下，陽反衝上。」其症狀為經期或經淨時吐衄血、咯血等，量少色鮮紅，月經量少或先期，頭暈耳鳴，五心煩熱，顴紅潮熱，乾咳少痰，咽乾口竭，舌紅苔少，脈細數。

小妙方：金針花蓮藕湯

【原料】乾金針花30克，蓮藕60克。

【作法】上二味水煎服，每日1劑，連服數劑。

【功效】適用於經行吐衄，屬肝經鬱火型，每於經前或經期吐血、衄血，量多色紅，脅肋乳房脹痛。

小妙方：百合玉竹雞蛋飲

【原料】玉竹9克，百合9克，白茅根5克，雞蛋1個。

【作法】每日早晨用玉竹、百合、白茅根煎汁，沖雞蛋服。

【功效】主治經行吐衄，屬肺腎陰虛型，經前或經期吐血、衄血，量少，色黯紅，兩顴潮紅，咽乾口燥，虛熱盜汗，腰膝酸軟。

月經來潮前一週飲食宜清淡、易消化、富營養。可以多吃豆類、魚類等高蛋白食物，並增加綠葉蔬菜、水果，也要多飲水，以保持大便通暢，減少骨盆充血。月經來潮時，不要吃過多甜食，如飲料、蛋糕、紅糖、糖果，以免血糖不穩定，加重經期的各種不適。多吃高纖維食物，如蔬菜、水果、全穀類、全麥麵、糙米、燕麥等食物。攝取足夠的高纖維食物，可促進身體自然調整動情激素，增加血液中鎂的含量，能夠調整月經和鎮靜神經。

注意保持心情舒暢，尤其經前及經期更須穩定情緒，防止經血上逆而致衄血。經前可酌服逍遙丸、越鞠丸等以疏泄肝氣，調暢情志。陰虛火旺者經前7天預服知柏地黃丸，亦可預防吐衄。

臨床上發現有「倒經」現象的女性，隨年齡的增長，往往不治而癒。如果代償性月經只發生一、兩次，不嚴重者可以不進行治療，身體會自癒。

按摩、食療治療經行泄瀉

每逢月經來潮時大便溏薄或泄瀉次數增多，經後大便恢復正常者稱「經行泄瀉」。本病一般在月經來潮前2~3日即開始泄瀉，經淨後大便即恢復正常，也有經淨後數日方止。本病的主要特點是泄瀉伴隨月經週期而出現，臨床也有平素有慢性腹瀉，遇經行而發作尤甚者，亦屬本病範疇。經行泄瀉的證候可持續數年，日久對身體健康有一定的影響。以育齡期婦女多見，中藥治療預後良好，屬中醫的經行前後諸證，相當於西醫的經前症候群。

經行泄瀉的主要病變在脾胃與小腸，其致病原因有素體脾虛，肝木乘之；稟賦腎虛，命門火衰；經期腎氣不足。其病機關鍵在於脾腎虛弱。脾失健運，命門火衰，則水谷精微不化，水濕停留。經行之際，血下注衝任，脾腎更虛而水濕下流，與水谷並走大腸而致泄瀉。根據辨證論治的理論，對該病的中醫治療應以健脾、溫腎為主，調經為輔，但臨證各型有時並非單獨出現，會相互轉化，所以需要區別寒熱虛實，分清主次。

脾虛：月經前後，或正值經期，大便溏泄，經行量多，色淡質薄，脘腹脹滿，疲乏肢軟，或面浮肢腫。舌淡紅，苔白，脈濡緩。治以健脾滲濕，理氣調經。可選用參苓白朮丸、人參健脾丸。

腎虛型：經行或經後，大便泄瀉，或五更泄瀉，經色淡，質清稀。腰膝酸軟，頭暈耳鳴，畏寒肢冷。舌淡，苔白，脈沉遲。治以溫陽補腎，健脾止瀉。可選用四神丸、金匱腎氣丸、強腎片。

婦女素體脾虛者，經期氣血下注，脾失運化，濕濁內停，走於腸間，遂為泄瀉。若用按摩護理健脾益氣、化濕調經之法，可使氣血恢復流暢，脾氣得升，則泄瀉可止。而素體稟賦腎虛者，命門火衰，經期衝任氣血壅滯，有礙腎陽敷布，脾失溫煦，運化失職，水濕內停，下走腸間，而為泄瀉。若用按摩手法溫腎扶陽、暖土固腸，則泄瀉可癒。對婦女經行泄瀉進行按摩護理，能夠改善行經期間胃腸道的血液巡循，調整胃腸及衝任氣機，提高胃腸道的新陳代謝，有促進胃腸消化、吸收、排泄等功能恢復的作用，故對經行泄瀉有較好的治療效果。

按摩方法

摩腹5～10分鐘。患者仰臥，以掌面平按患者腹部並略施壓，帶動腹壁做旋轉運動。伴有嘔吐、腹脹或積食者，向順時針方向旋轉，加揉中脘穴、氣海穴各50次，否則向逆時針方向旋轉。

揉臍200次，揉天樞穴（雙側）各100次。以食、中、無名指分別點按中脘穴、氣海穴、天樞穴，略施壓做旋轉運動，方向同摩腹。

患者俯臥，露出背部皮膚，分別用拇指、食指蘸滑石粉揉長強穴100次，揉脾俞穴、腎俞穴100次，大椎穴100次，百會穴100次。

捏脊10遍。雙手提捏督脈及雙側膀胱經皮膚，從長強穴至大椎穴，雙手反複交替進行。

揉足三里穴100次。

小妙方：三米粥

【原料】高粱米、白米、黃米各50克，蜂蜜適量。

【作法】先煮高粱米15分鐘，去渣，以汁煮白米15分鐘，去渣，再用汁煮黃米15分鐘，去渣取汁，調入蜂蜜後服食，每日1～2次。

【功效】此粥能健脾和胃，適用於日常保健及經行脾腎虛弱、慢性腹瀉等。經行泄瀉患者飲食應以易消化、質軟少渣、無刺激性為宜。少渣食物可以減少腸蠕動，緩解腹瀉，可進食雞蛋、細麵、濃粥等。儘量少吃粗纖維較多的食物和水果、蔬菜。因為泄瀉經常反復發作，為改善營養狀況和腸道環境，要給予高蛋白、高熱量的飲食。還應供給富含維生素、無機鹽、微量元素的食物，尤其是富含維生素C、維生素B及鐵的食物，以補充體力、滋養身體。此外，多吃有止瀉作用的食物，如馬齒莧、薏苡仁、扁豆、山藥、山楂、烏梅、蘋果、荔枝、蓮子、糯米、白米、芡實、藕、火腿、烏雞、胡椒等，以減輕腹瀉，再通過綜合治療調理以利早日康復。

經行泄瀉與體質虛弱有關，尤其是脾和腎虛弱者，平時應多運動，增強體質，預防本病。還要少食油膩、不易消化的食物。用藥時儘量避免潤腸、滑腸之藥，如桃仁、核桃仁、芝麻、杏仁、柏子仁等。經後可服健脾益腎中藥調理，增強脾、腎功能，調整衝任氣血平衡，防止復發。經行泄瀉久治不癒，或症狀明顯加重者，應考慮腸道病變可能，做大便常規、大便培養或大腸鏡檢查等。

當歸蓯蓉茶緩解經期便祕

經期女性患便祕，一般發生在月經前7～14天，來潮前2～3天加重，行經後症狀逐漸減輕和消失，常伴有煩躁易怒、疲乏無力等症狀，偶見頭痛、失眠、小腹墜痛和脹痛等不適。因其臨床症狀與月經週期密切相關，故而中醫學上稱之為「月經前後諸證」，此屬經行便祕。此外，近來女性白領患便祕的越來越多，主要與為了減肥進食過少和服用減肥藥甚至瀉藥有關。不少人為了減肥，一味減少進食量，三餐僅以水果蔬菜果腹。時間一長，體重是減了下來，但腸道內的食物殘渣也會減少，無法給予結腸足夠的刺激，從而形成便祕。

現代女性患便祕有多種病因，如飲水量不夠、運動不足、飲食不規律、久坐辦公等。其中，女性便祕以月經週期的影響最明顯，這種現象與卵巢分泌的孕激素抑制腸蠕動有關。女性心理因素對排便影響也很大，在由於環境或者人為因素導致不方便的情況下，經常會主動抑制便意，使腸蠕動功能緩慢、糞便淤滯而發生便祕。

生理期前的便祕與女性激素分泌的關係密切。女性激素通常分為兩種，一種是生理期後至排卵前分泌的雌激素，另一種為排卵後至生理期前分泌的孕激素。後者是一種助孕激素，參與整個月經週期，幫助懷孕及胚胎形成，需要大量水分維持其基本活動。由於生理期前分泌大量孕激素，為了貯存水分，身體會促進吸收大腸內食物水分。腸內水分減少，直接會導致體內糞便含水量減少，使糞便乾燥偏硬，不易排出，造成便祕。雖然這是正常的生理反應，但便祕可能會引起女性月經紊亂。直腸內若大便過度充盈，子宮體會向後傾斜。若子宮長久保持後傾，會發生腰痛、月經不調等。

月經病發生的主要機理是衝任二脈的損傷。月經病的治本大法有補腎、扶脾、疏肝、調理氣血等。血與津液均為脾胃水谷之精微所生化。血中的部分成分滲出脈外，也能成為津液，故有津血同源之說。婦人經期經量偏多，耗血傷津，腸腑失濡，就會便祕。

對於單純性經期便祕，隨月經週期出現的症狀，只要能夠隨著月經而逐漸恢復就屬於生理現象，一般不需特殊治療。初期便祕不明顯的患者，建議以生活調理為主，改變生活習慣，多吃富含纖維素的水果和蔬菜，儘量少吃辛熱的食物，適當吃五穀雜糧。晨起空腹飲一杯溫水或蜂蜜水，配合腹部按摩或轉腰，每晚睡前按摩腹部，養成定時排便的習慣，無論有無便意，定時進行排便，時間久了就能形成良好的排便反射，每到固定時刻就會有排便反應。

小妙方：當歸蓯蓉茶

【原料】當歸6克，肉蓯蓉6克，火麻仁6克。

【作法】以上諸藥放入砂鍋中，加入清水，煮沸後改文火煮10分鐘即可，濾渣取汁。早晚各一次。

【功效】滋陰養血，潤腸通便。

女性在經期時身體處於敏感期，稍有不慎就會影響到健康，所以不建議經期間食用促進通便的藥物，否則容易造成腹脹、腹痛、經血過多等危害健康的狀況。

一敷一飲治療經期頭痛

經期頭痛在臨床很多見。有一位經期頭痛的患者，自訴每次經期前一週都會劇烈頭痛、嘔吐，有時嚴重到會送急診，可是在醫院體檢又查不出任何問題。那天一大早看診，朋友帶她來我這看病，正好趕上經前頭痛發作。我隨手給她針灸治療，針刺了雙足的足臨泣穴、太衝穴還有頭部雙側的頭維穴。後期開了中藥吳茱萸東加減。患者吃了一個月，第二個月情況基本已經好轉，不再出現經期頭痛。

在月經週期前後或月經期間出現頭痛的症狀，稱為「經期頭痛」，是經前緊張綜合症中常見的臨床症狀。據統計，大約65％的女性偏頭痛患者，其頭痛發作與月經週期密切相關。其中，喜食巧克力、經常飲用含有咖啡因和酒精飲料的女性，發病機率較高。

西醫認為，經期頭痛主要是由內分泌失調、排卵障礙、子宮內膜異位等因素引起，與女性血清中雌激素值發生改變有密切關係。

中醫學認為，經期頭痛與肝、脾、腎三臟密切相關。經期來臨，經血下注血海，全身陰血更加不足，臟腑失於濡養，導致機體的氣血運行不正常。因此，經期頭痛的主要發病機理是氣血、陰精不足，經行之後，氣血陰精更虧，清竅失養所致；或由痰、瘀之邪，值經期隨沖氣上擾清竅致痛。常見的分型有氣血虛弱型、陰虛陽亢型、瘀血阻滯型和痰濕中阻型。

氣血虛弱型

此證患者素體虛弱，或大病久病，耗傷氣血，經行之際，氣血更虛，不足以濡養清竅，以致頭痛。

陰虛陽亢型

此證患者素體陰虛或房勞多產，耗傷精血，而肝陽益亢，風陽上擾清竅，而致頭痛。一般表現為經期或經後頭痛，或巔頂痛。

瘀血阻滯型

此證患者因情志不暢，氣滯而血瘀，阻滯腦絡，「不通則痛」。

痰濕中阻型

此證患者多為肥胖之人，其痰濕內盛，沖氣挾痰濕上逆，「不通則痛」，遂致頭痛。痛經伴有頭痛的女性應儘量減少食用含咖啡因或酒精的食物與飲料。

經期最好不要洗頭或注意保暖，特別是夜晚或睡前。洗頭會使血液集中在頭部，影響子宮血液循環，使經血無法順利排除乾淨。而且洗頭會使髮根上的毛孔張開，若受風寒，易致頭痛。

日常調養可以用穴位外敷。原料：吳茱萸30克，川芎15克，柴胡10克，生薑汁30克。作法：前三味打粉，加生薑汁敷湧泉穴，一日一換。功效為降逆止嘔，行氣止痛。皮膚過敏者慎用。

小妙方：生薑肉桂紅糖飲

【原料】薑絲10克，肉桂3克，紅糖30克，紅棗2枚。

【作法】砂鍋中加入清水煮沸後放入以上諸味，中火煮3～5分鐘。濾渣取汁服用，代茶飲。

【功效】適用於瘀血阻滯型，活血化瘀，通絡止痛。

杜仲桑葚茶緩解經期腰酸背痛

大部分女性月經前後或月經期間會小腹疼痛，但也有一部分女性小腹不痛，單純表現為腰酸軟無力。我曾經接診過一位北京40歲女性患者，經期經常覺得腰酸，而且隨經期延長，腰酸逐漸加重，最嚴重時，用她的話來說「感覺腰快斷了」，對工作和生活都造成了影響。來診時把其脈，感覺雙側尺脈非常弱，診斷為腎虛，處方獨活寄生東加減。一個月以後再來月經時，患者告知情況已有明顯好轉，在第二次月經期間配合針灸，並囑咐其平時自己按揉太溪穴，及進行食療。

很多女性患者在月經期間或是來潮前後有輕微的腹痛和腰酸，若症狀輕微，是正常的生理現象，在西醫學上屬於經前緊張綜合症的範疇。

經期出現腰背脹痛，除了精神緊張、勞累、飲食不當等因素，女性子宮在盆腔中所處的位置是最主要的原因。一般情況下，子宮的位置可分為前位、中位和後位。後位子宮宮體向後傾倒、屈曲，宮腔內的經血很難順利排出，只有加強子宮收縮、壓縮宮腔才能將其逼出，也正是由於子宮痙攣性收縮，才會導致腰酸、腰痛。此時如果隨意用力捶打腰背，往往會加劇腰背酸痛。因為捶打腰背會使盆腔更加充血和血流加快，反而使腰酸背痛更加嚴重。

大多數女性在經期或多或少都會腰酸、腰痛，這多是因體弱、肝腎不足、寒氣鬱積所致。中醫稱腰為「腎之府」，經期腰酸背痛與腎的功能密切相關，是「不通則痛」「不榮則痛」所造成。

婦女月經期需要補充鉀、鐵，多吃含鐵豐富的食物，如魚類、各種動物肝、蛋黃等。在經期及月經來潮前，禁食涼性、有刺激性的食物。經期下腹部不宜受涼，不要用冷水洗澡或者盆浴，不要淋雨、涉水或游泳，不要坐在濕潤、陰涼之處以及空調、電扇的出風口。不穿緊身褲，以免經血流出不暢，在脫穿時使盆腹腔壓力突變而造成經血逆流。禁止高強度的運動，以免經血量過多或影響子宮的正常位置。

總之，注意保暖，調節好心情，保持氣血通暢，以減少各種月經不適症狀的產生。

小妙方：杜仲桑葚茶

【原料】杜仲10克，桑葚10克，黨參10克，枸杞6克。

【作法】清水加入砂鍋中煮開，加入以上諸藥，中火煮10分鐘，去渣取汁。每日一劑，早晚分服。高血壓患者忌用。

【功效】補肝腎，強腰骨。

澤蘭益母茶改善經期浮腫

數年前我曾為一位著名汽車公司職員看診。患者為30歲女性，典型的「白富美」，每次月經期間會出現浮腫，尤其手指腫脹得非常厲害。當時處方中醫經典方，治療了一個月，並囑咐她可以一併做食療。

再見到她時，是她帶她老公來治療別的問題，問她有沒有再出現經期腫脹的情況，她說治療了那一個月就完全好了，再也沒出現過。

很多女性在月經期間或月經來潮前後會出現浮腫的症狀，這在西醫學上屬於經前緊張綜合症的範疇，尤其在經前3～5天，症狀更加明顯。主要表現為水腫、頭暈、頭痛，其次為精神、神經症狀。症狀隨月經週期性出現，經期結束則消失。本病一般多見於育齡婦女，浮腫部位多在手足或眼瞼，嚴重的也可見於四肢、腹部。

經期浮腫多與月經週期變化和內分泌功能改變有關，屬正常生理現象。女性生理週期前，因骨盆腔充血、子宮變大壓迫到下肢，影響血液循環而引起浮腫。月經來潮時，排尿量增多，浮腫及其他症狀就可逐漸消退。

中醫認為「經行浮腫」多因脾腎陽虛，水濕不運，或因肝氣鬱結，血行不暢，導致水氣運行失常而成浮腫或腫脹。

脾腎陽虛型

此證患者脾虛失運，大便稀溏，腰膝酸軟。脾腎虛損，則經行量多。

氣滯血瘀型

此證患者因氣滯血行不暢而肢體腫脹。

溫困脾陽型

此證患者症見全身水腫，下肢為甚，肢體沉重，困倦乏力。

經期浮腫，預防極為關鍵。適當減輕工作量，注意休息，睡眠時，宜采取右側臥位，以利血液循環。忌食刺激性海鮮及含有脂肪的食物，以免引起併發症。清淡飲食，減少鹽的攝入。注意營養，多吃含有高蛋白、高熱量、大量維生素的食品，如鯉魚或鯽魚湯。多吃利水的食物，如紅豆、冬瓜、薏苡仁等，幫助排除生理期體內多餘水分。此外，酒精會加重經期水腫問題，儘量不要喝或少喝。月經期女性體質較弱，過冷過熱的刺激以及外界細菌入侵都易影響正常的行經。故月經期應防止高溫日曬、風寒雨淋；注意不要涉水游泳，或用冷水洗浴、洗頭、洗腳，或久坐冷地等。月經時，防禦病菌的能力減弱，因此婦女在行經期間應禁止房事，防止感染。經期內，不要從事重體力勞動、接觸冷水。

小妙方：澤蘭益母茶

【原料】生薑皮5克，桑白皮10克，陳皮15克，茯苓皮10克，澤蘭10克，益母草10克。

【作法】水煎內服。每日1劑，早晚分服。

【功效】理氣健脾，利水消腫。禁忌：無明顯水腫不宜服用。

第四章

健康的乳房，
讓妳做自信美好的女人

一湯一茶治療經期乳房脹痛

很多女性都有經期乳房脹痛的經歷，因其多發生在經前，脹痛程度尚輕且在經淨後症狀消失，導致及時就醫的患者極少。但現代醫學研究發現，經前乳脹為乳腺增生病的最早期表現，多數患者往往延誤病情。月經前3~7天乳房有脹痛，可能是月經將要來潮或有初期懷孕的訊號，這是正常生理現象。月經來潮後，上述變化會消失。但是有些女性經前太早出現乳房脹痛，嚴重的患者可在月經後兩週，約排卵時開始發作，甚者脹痛牽連至腋下及乳頭，穿內衣或觸摸時皆會疼痛，這種現象屬於病態，需要高度重視。

經期乳房疼痛是因內分泌激素值嚴重不協調導致，因經前體內雌激素值增高、乳腺增生、乳腺間組織水腫引起。因此，許多女性在月經前會感到乳房發脹、變大、緊張而堅實，甚至有不同程度的疼痛和觸痛，有時還可觸及腫塊。月經來潮後，體內雌激素和孕激素值迅速降低，雌激素對乳腺的刺激減弱，乳房由此變小變軟，疼痛和觸痛便會逐步消失，中醫學稱其為「經行乳房痛」。乳房屬胃，乳頭屬肝，衝脈所司在肝又隸於足陽明胃經，故衝脈與乳房、乳頭相關。經前乳房脹痛和肝臟關係更為密切。病機為肝氣鬱結，導致乳絡不通。常見有肝鬱氣滯和胃虛痰滯型。

肝鬱氣滯型

此證患者素性抑鬱，經前或經期衝脈氣血充盛，肝脈氣血郁滿，乳絡不暢，遂致乳房脹痛或乳頭癢痛。表現為經前乳房脹痛或乳頭癢痛，痛甚不可觸衣，疼痛拒按。

胃虛痰滯型

此證患者因飲食不節，損傷脾胃，脾虛運化失職，水濕聚而成痰，經前或經期沖氣偏盛，沖氣挾痰濕阻絡，遂致乳房脹痛或乳頭癢痛。表現為經前或經期乳房脹痛或乳頭癢痛，痛甚不可觸衣，伴隨平素帶下量多，色白稠黏。

女性乳房屬生殖系統的一部分，受雌、孕激素的影響很大。如果在某個階段身體的內分泌系統或卵巢功能發生紊亂，就會影響到月經週期及乳房，最常見且最輕的症狀就是月經前乳脹。如果出現嚴重脹痛及腫塊，不加以治療，日後很可能發生子宮肌瘤、乳腺增生以及婦科腫瘤等嚴重的婦科疾病，所以早期預防極為重要。

小妙方：玫瑰奶茶

【原料】佛手6克，玫瑰花6克，陳皮5克，綠萼梅3克，薄荷3克。

【作法】砂鍋中注水燒開，倒入洗淨的以上諸味攪勻，用中火煮約3分鐘，關火待用。煮好的茶汁濾入杯中，加入少許蜂蜜攪勻。可在經期來臨前一週開始服用以做預防，經期亦可服用。

【功效】適用於肝鬱氣滯型的經期乳房脹痛。

小妙方：薏米海帶排骨湯

【原料】生薏米50克，海帶１００克，陳皮10克，排骨２５０克。

【作法】以上諸味加入清水煮爛即可食用。

【功效】適用於胃虛痰滯型，健脾除濕，行氣散結。

本病的發生與情緒緊密相關，應保持樂觀情緒，切忌發怒或生悶氣，平時多運動並參加適當的社交活動，月經前一週少吃鹽和辛辣刺激的食物，特別要禁忌生冷、含有咖啡因和尼古丁的食物與飲料。

穴位按摩治療乳房過小

有一名經常在我這調理的女性帶自己的女兒過來看病。其實她女兒沒有什麼婦科大問題，唯一的問題就是年已18，胸部卻太小，乳房幾乎沒怎麼發育，媽媽挺煩惱，女兒也比較自卑，形容自己是「太平公主」。因為媽媽知道我比較擅長婦科領域的各種相關疾病，就帶女兒過來問問中醫有什麼辦法。當時我給她處方健脾的中藥，配合穴位按摩，加上乳腺保健操並配合擴胸運動。後來這小女孩去了美國念書，沒再來就診，一年後放假回來，再見到她時，發現乳房確實有了變化。

乳房是女性的第二性徵，豐滿的乳房是女性健美的一個重要標誌。女性步入青春期後，大約從10歲起，乳房開始發育，隨著乳腺組織不斷發育，乳房漸漸增大，一般16～17歲時乳房發育成熟，外形豐滿。乳房大小因人而異，一般身材瘦長者的乳房較小，身體矮胖者乳房較為豐滿。

常見的乳房發育不良為無乳房、小乳房、無乳頭、乳房不對稱、乳房發育遲緩、多乳頭、巨乳症。小乳房是常見的現象，表現為乳房明顯偏小，胸脯平坦，多屬生理性，有一定的遺傳因素。如果生殖器及其他性徵如陰毛、腋毛等發育正常，月經正常，則對婚育的影響不大。隨著哺乳期的到來，在體內激素的作用下，乳房會增大，不影響哺乳。

乳房的發育受很多因素影響，如內分泌、營養、遺傳、種族、體型、疾病等。這些因素常會決定乳房的大小及豐滿度，也會導致乳房發育不良或異常，其中有些因素是生理性的，也有些屬於病理性。

現代醫學認為，乳房發育主要與下視丘—腦下垂體—卵巢的分泌激素功能相關，尤其與雌、孕激素值有密切關係。若雌、孕激素值下降，乳腺會發育不良，導致乳房扁平偏小。

女性乳房與足少陰腎經關係密切，腎的先天精氣對乳房的生理病理影響最大，腎氣盛則天癸至，兩乳漸豐滿，腎氣衰則天癸竭，乳房也即衰萎。女子以血為本，常表現為陰血不足。

中醫學認為，乳房與衝任兩脈、足陽明胃經、足少陰腎經、足厥陰肝經關系最為密切。乳房發育不良是腎氣虛、陰血不足、衝任脈絡空虛所致，或因肝鬱氣滯、瘀阻脈絡、衝任不調而成。

腎氣虛型一般伴隨有眩暈耳鳴、失眠多夢、腰膝酸軟等症。肝氣鬱型伴有情志不暢、心情鬱悶、經常嘆息、胸悶不適、脘腹脹滿、納穀不香。乳房發育過小，一般人不會去就醫，但自己可在家進行穴位按摩。選穴：豐隆穴、足三里穴、太衝穴、膻中穴、乳根穴。每個穴位按摩兩分鐘，動作輕柔，同時配合左右前後的擴胸運動。

內服外敷治療乳腺炎

我曾接診一位需要產後調理的患者，她最主要的問題是乳腺炎。在某醫院生產時，她本來選擇自然產，可是產程太長，過程中又改成了剖腹產。產後因沒有及時通乳導致乳腺堵塞，引發急性乳腺炎。當時看到她的時候情況已經非常嚴重，躺在床上痛苦萬分，乳房腫脹得特別厲害，堅硬如石。我當即採用了放血療法，並處以方藥，且用藥渣外敷。兩天以後患者就可以正常哺乳。

乳腺炎是女性常見疾病，根據不同成因可以分為急性化膿性乳腺炎、乳暈旁瘺管、漿細胞性乳腺炎等。其中，急性化膿性乳腺炎是最為常見的一種，很多女性在哺乳期都會受到它的困擾。

急性化膿性乳腺炎多發生於哺乳期，特別是初產婦產後1～2個月內，中醫稱為「乳癰」。急性乳腺炎有很高的發病率，初產婦急性乳腺炎的發病率比經產婦高很多，我們要提高對急性化膿性乳腺炎的重視，但大家也不要過於擔心，急性乳腺炎是可防、可控、可治的。急性化膿性乳腺炎往往發生在哺乳期，伴有乳汁淤積、細菌感染，呈急性炎症表現，局部有紅腫熱痛，寒戰高熱。先有乳頭皸裂，哺乳時乳頭刺痛，乳汁淤積，部分乳管阻塞發生脹痛、硬結，並伴隨全身發熱等症狀，產婦異常痛苦，而且不能繼續哺乳，影響嬰兒健康。最好從妊娠後期就開始預防，做好產褥期保健。

最常見的乳汁淤積是由於產婦哺乳經驗不足、哺乳方法不當導致過多的乳汁排出不暢，乳汁淤積成塊。細菌感染、哺乳時間過長、小兒含乳而睡，致使乳頭表面糜爛或小兒咬破乳頭，細菌由破口而入，也會造成乳腺炎症。

急性乳腺炎在中醫上稱為乳癰，可分為初期、成膿期、潰破期三期。初期表現為乳房腫脹疼痛，乳汁分泌不暢，伴惡寒發熱、頭痛、胸悶不舒。接著腫塊逐漸增大，皮膚焮紅，疼痛加重，壯熱不退，有化膿趨勢；若壯熱、疼痛十餘天不見減輕，硬塊中央變軟，按之有波動感時，是屬成膿階段。潰破期表現為潰出膿後，一般熱退，腫消痛減，逐漸癒合，有的潰破後腫痛不減，身熱不退，或潰破後乳汁從瘡口處溢出，會形成乳漏。

乳汁多而少飲以及小兒口中熱毒之氣使乳汁淤積，乳絡不暢，化熱而成癰腫。情志不暢，肝氣不舒，胃熱壅滯，氣血瘀滯，也是形成乳癰的原因。

對於急性乳腺炎患者，需清肝胃之熱，可選擇內服加外敷的辦法。原料：蒲公英30克，漏蘆30克，王不留行30克，通草6克。用法：水煎內服並用藥渣外敷於患處，用紗布固定，4小時換一次。功效為清熱解毒，通經下乳，消腫散結。

急性化膿性乳腺炎（乳癰）是可以預防的，以下謹供參考。

產前注意乳房衛生，保護乳頭。妊娠後期，可用溫水輕拭乳頭，一天兩次。保持心情愉快，不要過食肥甘厚味。

產後注意哺乳方法要正確，每次哺乳時吸盡乳汁，如吸不盡，可用吸乳器吸或用手按摩擠出，儘量排空乳汁，防止淤積；若乳頭破損或龜裂，則暫停哺乳，用吸乳器將乳汁吸出喂小兒。

消乳散治療乳腺增生

某天，門診來了一位女生，說她經常看我微博，這次出差順便來找我看病。她的主要症狀是經前胸部刺痛，並且有逐漸加重的趨勢。她有乳癌家族史，所以胸部開始刺痛的時候很擔心。當時我給她紮完針後開藥囑咐其外敷治療。後來簡訊再聯繫的時候，她說乳房已經變得非常柔軟，形容說「像水袋一樣」。

乳腺增生是乳房部一種非炎症性疾病，特點是乳房出現形狀大小不一的腫塊，乳房脹痛，月經前乳腺脹痛明顯，整個乳房有彌漫性結節感，並伴有觸痛，一般患者還伴隨痛經。患者常感情志不暢或心煩易怒，每遇生氣、精神緊張或勞累都會加重。

西醫認為乳腺增生主要是由內分泌失調、激素代謝紊亂引起。隨著月經週期的變化，各種激素的分泌量會發生週期性變化，乳腺組織也週期性地發生增生、復舊的變化。由於各種原因導致激素分泌失調，雌激素值增高，出現乳腺組織增生過度和復舊不全，一段時間以後，增生的乳腺組織若不能完全消退，就會形成乳腺增生症。

乳腺增生，中醫學稱之為乳癖。中醫學認為乳癖的發生與飲食、情志、勞倦有很大的關係。很多乳癖的患者都有精神壓力大、心情不快、情志抑鬱的情況。乳頭屬足厥陰肝經，肝主疏泄，情志不暢則氣機不利。乳房屬胃，憂思過度則傷脾，脾傷則運化無權，經絡不通。日積月累，氣滯血瘀，形成有形之物。情志不暢是發生本病最常見的原因。

現代社會生活節奏快，競爭壓力大，大家忙於應付各種工作、學習壓力，元氣過度損耗。腎藏精，為生之本。勞力過度，損耗元氣，損傷腎氣，先天之氣受損，致使脾胃後天之氣亦受損，乳絡失其所養，滯結成塊，發生乳癖。飲食習慣也與乳癖的發生有很大的關係。脾胃為後天之本，為氣血化生之源，飲食不規律，過食肥甘厚味，痰濕內生，積聚日久，亦會導致乳癖。中醫將乳癖分為以下兩種類型：

肝鬱氣滯型

月經先期或行經期乳房腫痛，隨喜怒消長，按之可動，不與深部組織粘連，月經量較多，胸悶暖氣，精神抑鬱，心煩易怒。

衝任不調型

乳房有腫塊，經前或經期疼痛加重，經行後減輕或消失，經期多後延，經痛不劇，經量少，身倦無力，腰酸肢冷，少腹畏寒。

中西醫均認為乳癖的發生與月經週期變化關係密切。女性月經週期為陰陽消長的轉化過程，乳房在月經週期中的生理變化為經前充盈，經後疏泄，不同時期宜採取不同措施防治乳癖。

乳腺增生可用刮痧治療，並配合外敷消乳散。原料：白芥子30克，生牡蠣30克，川楝子10克，郁金20克，王不留行30克，公丁香30克，赤芍20克。用法：以上諸藥焙乾研末，用純棉白布裁成6公分×5公分的小塊，靠外側一面加一層保鮮膜，將上藥末分裝為2袋封口。用法為將上藥末放置在乳罩夾層內，有保鮮膜的一面朝外，無保鮮膜的緊貼在增生的乳腺上，完全覆蓋病變部位，固定好。每週更換一次，夏天可根據實際出汗情況更換。持續一個月。

萊麥退乳湯治療乳頭溢液

兩年前，我接診了一位乳頭溢液的患者。患者產後4年，孩子斷奶也有兩年多了，但還是經常會出現乳頭溢液的情況。患者擔心有乳腺其他的病變，非常困擾，在老公陪同下前來就診。當時我給她開了一些治療乳頭溢液的處方。一週以後，通過簡訊得知，她乳頭溢液的現象已經明顯減少，遂建議按照原方再服用一週。

乳頭溢液是乳腺疾病的常見症狀，一般可分為生理性溢液及病理性溢液。生理性溢液是指妊娠和哺乳期的泌乳現象、服用鎮靜藥或避孕藥引起的乳頭溢液及絕經後婦女乳頭少量溢液等。病理性溢液是指非生理情況下，間歇性或持續性，從數月到數年的乳頭溢液。

現代醫學認為，間腦疾病或腦垂體病變、內分泌系統疾病、胸部疾病、激素類藥物的副作用會引起人體的內分泌功能紊亂，刺激催乳素分泌，導致乳頭溢液。

80％以上的乳癌患者首先出現的症狀就是乳腺上有腫塊，而且常可在無意中摸到腫塊。腫塊多為單個，摸起來較硬，表面不太光滑，邊緣不規則、不清晰，常與皮膚粘連。乳腺皮膚則出現凹陷，有如

「酒窩」，也有的會出現乳腺皮膚變得像橘子皮。大多數乳癌不痛，少數有不同程度的隱痛或刺痛。少部分乳癌患者伴有乳頭血性溢液。

治療乳頭溢液要根據不同情況，看溢液是什麼性質的——膿性、血性還是無色液體，不同情況提示的疾病不同，如果有什麼不適的症狀，建議到醫院做檢查後再做治療。

中醫根據其臨床表現進行分型治療：

肝鬱氣滯型

乳房脹痛、竄痛，乳房疼痛或腫塊與月經、情緒變化相關，煩躁易怒。

肝鬱火旺型

乳頭溢液顏色鮮紅或黯紅，伴有性情急躁，心煩易怒，胸悶脅痛，口苦咽乾。

脾不統血型

乳頭溢液顏色淡紅或黃色稀水，伴有倦怠乏力、缺乏食慾，大便溏薄。

痰癖互結型

乳房刺痛、脹痛和腫塊邊界不清，月經延期，行經不暢或伴有癖塊。舌下脈絡粗脹、青紫。

衝任失調型

多見於中年婦女，乳房疼痛和腫塊在月經前加重，經後緩解。

小妙方：萊麥退乳湯

【原料】萊菔子10克，炒神曲30克，生麥芽60克。
【作法】水煎服，早晚各一次。
【功效】適用於生理性溢乳。

乳頭溢液的患者平時可多吃具抗乳癌作用的食物，如蟹、文蛤、牡蠣、海帶。也可多吃具有增強免疫力、防止復發的食物，包括桑葚、奇異果、薏米。

乳頭溢液飲食禁忌：忌煙、酒、咖啡、可可；忌辣椒、薑、桂皮等辛辣刺激性食物；忌肥膩、油煎、黴變、醃製食物；忌公雞等發物。

在日常護理預防方面，可在醫生指導下服用避孕藥、鎮靜藥，防止因用藥不當引起乳頭溢液。另外，發生非生理性、妊娠、哺乳期以外的乳頭溢液現象時，應及時到醫院進一步檢查，明確診斷、治療。

艾灸散寒治療乳癌

中醫稱乳腺癌為乳癌、乳岩，通常發生在乳腺上皮組織，是嚴重影響婦女身心健康甚至危及生命的常見惡性腫瘤。據報導，其發病率僅次於子宮頸癌。發病常與遺傳有關，患者年齡多在40～60歲，絕經期前後的婦女發病率較高。男性罕見乳癌，但也有少數男性會罹患。

乳癌的常見症狀有乳房腫塊、泌乳障礙、乳頭內陷、乳頭溢液和乳頭破碎。乳癌的早期發現、早期診斷，是提高療效的關鍵。

乳癌的病因尚未完全清楚，不過研究發現，乳癌的發病存在一定的規律性，具有乳癌高危因素的女性容易患乳癌。

乳癌的危險因素有：月經初潮早（早於12歲）、絕經遲（晚於55歲）；未婚、未育、晚育、未哺乳；患乳腺良性疾病未及時診治；經醫院活檢（活組織檢查）證實患有乳腺非典型增生；胸部接受過高劑量放射線的照射；長期服用外源性雌激素；絕經後肥胖；長期過量飲酒；有與乳癌相關的突變基因。具有以上若干項危險因素的女性不一定會罹患乳癌，只能說罹患乳癌的風險比正常人高。相對外國人而言，我們婦女乳癌的發病率還是低的。

乳癌多生於婦女，因鬱怒傷肝，思慮傷脾，以致氣滯痰凝而成，或衝任二經失調，氣滯血凝而生。具體表現為初起乳中結成小核如豆大，漸漸大如棋子，不疼不癢，不紅不熱，始感疼痛，痛即不休。未潰時，腫如堆粟，色紫堅硬。漸漸潰爛，時出臭血。潰爛深如岩穴，疼痛連心。有的初起時乳房發生腫塊，也有初起時乳暈部位出現丘疹，乳頭逐漸凹陷，後期乳頭潰爛。

中醫講究陽化氣陰成形，乳癌屬於陰氣逐漸凝滯而形成的有形實體，其形成初期可以用艾條在有包塊的部位進行艾灸。艾條的作用不僅在於它的溫熱性，中醫認為艾條屬「九」，陽氣最強，可以有效緩解陰氣的凝滯。現代物理學研究表明，艾這種植物的振動頻率和人體最相近，正是因為能量的共振才會有能量的輸入和輸出，陰寒凝滯形成的腫塊用艾條灸效果最顯著。

乳癌患者平時應建立良好的生活方式，調整好生活節奏，保持心情舒暢。堅持鍛鍊身體，積極參加社交活動，避免和減少精神、心理緊張因素，保持心態平和，養成良好的飲食習慣，不亂用外源性雌激素，不長期過量飲酒。

建議女性朋友瞭解一些乳腺疾病的科普知識，掌握乳腺自我檢查方法，養成定期乳腺自查習慣，積極參加乳癌篩查，防患於未然。

外敷治療乳頭、乳暈色澤深

乳暈是乳頭周圍皮膚色素沉澱較深的環形區，色澤各異，青春期呈玫瑰紅色，妊娠期、哺乳期色素沉著加深，呈深褐色。乳暈部皮膚有腺體，乳暈上一些明顯的小突起是皮脂腺，較大而表淺，用來分泌油脂，保護嬌嫩的乳頭和乳暈。分泌物有保護皮膚、潤滑乳頭及嬰兒口唇的作用。懷孕後乳暈顏色會加深，並且永不褪色。但乳暈的顏色因人而異，並不能單純依據女性乳暈顏色的深淺判斷其性經驗多寡或是否生育過。

一般來說，女性的乳頭和乳腺發育各有不同，乳頭的顏色也有許多差別。乳暈變黑的主因是細胞老化、雌激素分泌，導致乳頭表皮組織的黑色素沉澱。只要到了性成熟期，乳頭自然就會呈現黑暈色，如果曾有過性經驗的女人，乳頭也會有這樣的變化。不僅乳頭顏色變黑，性器也會漸漸變成黑暈色。因此，乳暈變黑是女性身體成熟的象徵，擁有美好性經驗的女性，乳房會因此而成長豐滿，身型也會更加窈窕迷人。

乳暈顏色變深具體有以下幾方面原因

懷孕：雌激素的改變造成乳暈變大、變黑，即使產後雌激素逐漸恢復正常，乳暈大小和顏色也不可能恢復懷孕前的樣子。

曬太陽：穿著沒有防曬效果的比基尼，下水後布料更透，讓陽光有機會侵襲胸部。喜歡穿薄透內衣，或者不穿內衣、不防曬，都會造成乳暈變黑。

過度刺激：過度的性生活、嬰兒吸吮母乳，以及喜歡以海綿刷拭身體、去角質方式不當等，也會造成黑色素沉澱。

穿著粗糙內衣：內衣材質粗糙，不斷摩擦乳頭，乳暈也會形成黑色素沉澱。

凡女性雌激素值較高者，都會出現乳頭發黑、乳暈及小陰唇顏色發黑現象，這是健康女性的特徵。

更年期後的婦女，因為雌激素值低下，乳頭、乳暈及小陰唇便會出現粉紅色。

若要在日常調養中改善乳頭、乳暈顏色，可選擇以下方法：一分蜂蜜加三分麵粉（也就是1：3的分量）攪拌成面膜狀塗在乳頭、乳暈上，15分鐘後洗掉，再用熱毛巾敷幾遍（熱毛巾變涼為一遍），敷完後用化妝棉蘸鹼性化妝水擦一下，這是為了收緊熱敷後的皮膚組織清潔（爽膚水、整膚水或者柔膚水都可以）。當然，如果實在不放心化妝水，可以用礦泉水或者涼開水代替。

此法一個星期最多做兩次，一般做五六次後會慢慢恢復乳頭、乳暈原有的嫩紅，但如果是先天的乳頭、乳暈偏黑，可試做十來次。

眾所周知，蜂蜜和麵粉都是天然食品，兩者性質都非常溫和，不會傷害乳頭、乳暈等嬌嫩部位。最後用爽膚水擦的時候，輕輕用化妝棉沾一些擦就行了，主要起清潔作用，而且揮發得很快，不會對乳頭、乳暈造成副作用。

注意事項

可以用珍珠粉代替麵粉，但是珍珠粉成本比麵粉高，其實沒必要這麼做。麵粉是去除黑色素用，沒有麵粉或者沒有蜂蜜都無法產生去黑效果。

不能不熱敷直接洗澡，熱敷跟洗熱水澡不同。

不能天天做，乳頭、乳暈部位比較嬌嫩，天天做會損壞皮膚組織，一個星期最多做兩次即可。

蜂蜜用一般花蜜即可。

此方法同樣適用於養護嘴唇和下體，原理一樣。

消乳核茶治療乳核

乳核又稱「乳痰」「乳栗」等，多發於生育年齡而體質虛弱者，由肝鬱脾虛、痰濁凝結所致。單純是乳房的良性腫瘤（相當於西醫的乳房纖維腺瘤）稱為乳核，而類似於乳房結核性病變的則稱為乳發。結核初起時，多生在一側乳房的偏上方，一個或多個，小的如梅，大的如李，質硬，推之可動，皮色不變，觸之不痛；數月後，腫塊增大，皮色微紅，慢性質軟，是已化膿；潰破後常成瘺管，膿液清稀，並雜有敗絮樣物，瘡口腐肉不脫，患側腋窩常有腫大之結塊。該病是婦女乳房的一類慢性炎症，包括一些結核病變。

乳核多發於20～25歲女性，其次是15～20歲和25～30歲，一般無乳房疼痛，少數有輕微脹痛，但與月經無關。腫塊常為單發，也可見多個腫塊在單側或雙側乳房內同時或先後出現。形狀呈圓形或橢圓形，直徑大多在0.5～5公分，邊界清楚，質地中等或偏硬，表面光滑，按之有硬橡皮球之彈性，活動度大，觸診常有滑脫感。腫塊通常生長緩慢，妊娠期可迅速增大，應排除惡變可能。

早期階段，患者大多數有月經不規則、經量少、月經來潮前出現疼痛等症狀，多以雙側發病，常以一側為重。輕者有脹痛、刺痛，嚴重者如刀割樣痛，月經來潮後，脹痛可減輕或消失。臨床檢查患者的乳房內無明顯腫塊，但似有局部組織肥厚，呈「疙瘩」樣，或有小結節等。如進一步發展到乳腺重度增生，疼痛已不是主要症狀，這時小葉內末梢導管明顯擴張成為小囊腫，囊內充滿液體。臨床檢查能觸及較硬的腫塊及多個結節，也會出現乳頭溢液，一般為草黃色或棕褐色。

乳核應做的輔助檢查有：超音波可見腫塊邊界清楚，有一層光滑完整的包膜，內部回聲分佈均勻，後方回聲可見增強，無血流改變；乳房X光攝影可見邊緣整齊的圓形或橢圓形緻密腫塊影，邊緣清楚，四周可見透亮帶，偶見規整粗大的鈣化點。

對單發纖維腺瘤，尤其是絕經後或妊娠前發現腫塊、服藥治療期間腫塊繼續增大者，治療以手術切除為宜，並做術中冰凍切片檢查和病理檢查；對多發或復發性纖維腺瘤可試用中藥治療，可起到控制腫瘤生長、減少腫瘤復發甚至消除腫塊的作用。

肝氣鬱結型

平素鬱悶憂思，致肝氣鬱結，氣痰滯結於乳絡，演變為核。表現為乳房腫塊較小，生長緩慢，不紅不熱，不覺疼痛，推之可移，伴胸悶嘆息，舌質正常，苔薄白，脈弦。治療以疏肝解鬱、化痰散結為主。

血瘀痰凝型

衝任失調，痰瘀互結於乳房而成核。表現為乳房腫塊較大，堅硬木實，乳房重墜不適，伴胸悶牽痛，煩悶急躁，或月經不調、痛經等，舌質黯紅，苔薄膩，脈弦滑或弦細。治療以疏肝活血、化痰散結為主。

小妙方：消乳核茶

【材料】大貝母12克，海藻15克，金橘葉6克。

【作法】前二味以清水適量煎沸；金橘葉置蓋杯中，用煎沸的藥汁沖泡，悶15分鐘，代茶飲用。每日1劑。

【功效】清熱化痰，理氣散結，主要用於乳核初起。

乳核患者在服用湯藥期間，應注意飲食宜忌，不要食生冷、油膩、腥發及刺激性食物，注意經期停服、發生感冒等感染性疾患時停服。如果服用一段時間中藥後，腺瘤不僅沒有縮小，反而繼續增大，且增長迅速，則要停止中藥治療，及時予以手術。除了辨證論治，還有一些常用的中成藥，以及各醫院根據單方驗方自製的院內製劑，均可在醫生指導下服用，且要定期複查。

另外，心理上的治療非常重要。緊張刺激、憂慮悲傷會造成神經衰弱，加重內分泌失調，促使加重增生症。所以要注意少生氣，保持情緒穩定。

飲食上，少吃油炸食品、動物脂肪、甜食及過多進補食品，多吃蔬菜、水果和粗糧。禁止濫用避孕藥及含雌激素美容用品，不吃用雌激素餵養的雞、牛肉。

生活起居要有規律，勞逸結合，保持性生活和諧。平時多運動，防止肥胖，提高免疫力。

最後，要及時自我檢查和定期複查，避免人工流產。產婦多餵奶能防患於未然。

三橘酒治療乳癆

乳癆是一種結核性疾病，主要表現為：乳房結塊如梅李、不痛、邊界不清、皮肉相連、腫塊化膿潰後膿出稀薄、瘡口不易收斂、病程緩慢，相當於西醫的乳房結核，也有中醫稱之為乳痰。本病多由素體肺腎陰虛，陰虛火旺，灼津為痰，痰火凝結而成；或由情志內傷，肝鬱化火，耗傷陰液，痰凝氣鬱而成；或由肺癆、瘰瀝、腎癆等病繼發。患者多原有結核病史，常為20～40歲已婚並曾生育的婦女，病程進展緩慢。

乳癆病機分為氣滯痰凝、正虛邪戀及陰虛火旺。氣滯痰凝多見於初起階段，因體質素虛，肺腎陰虛，陰虛則火旺，火灼津為痰，痰火凝結，更兼肝氣鬱結，氣滯痰凝，阻於乳絡，而致乳房腫塊質硬。正虛邪戀多見於成膿或潰後，發病後失於治療或治療不當，正氣漸虛，痰熱之邪未能清除，致乳房腫塊增大。陰虛火旺多見於後期。病程日久，以致耗傷氣血，陰虛更甚，皮肉不得氣血之濡養，故瘡口日久難癒。

初起：乳房部一個或數個結節狀腫塊，大小不等，邊界不清，硬而不堅，膚色如常，不痛或微痛，推之可動，伴心情不暢，胸悶脅脹，舌質紅，苔薄膩，脈弦滑者，為氣滯痰凝證，治療以疏肝解鬱、滋陰化痰為主。外治可用陽和解凝膏摻桂麝散或黑退消敷貼。

成膿：腫塊逐漸增大，相互融合，與皮膚粘連，推之不動，壓痛或隱隱作痛，皮色微紅微腫，成膿較遲，常需數日之久。若腫塊軟化，則已形成寒性膿腫，多位於一側乳房部偏上方。患側腋窩淋巴結腫大。有時腫塊不軟化，而發生纖維組織增生，引起病變乳房部的硬化，使乳房嚴重變形或乳頭內陷。伴面色白，神疲乏力，缺乏食慾，舌淡，苔薄白，脈虛無力者，則為正虛毒戀之證，治療以補益氣血、托裡透膿為主。波動明顯者宜切開排膿。

潰後：膿腫潰破後發生一個或數個竇道或潰瘍，排出混有豆腐渣樣碎屑的稀薄膿液，腐肉不脫，極難收口，或形成瘡口日久難斂，或形成乳漏，局部有潛在性空腔或竇道。伴潮熱顴紅，乾咳痰紅，形瘦食少，舌質紅，苔少，脈細數者，則為陰虛痰熱證，治療以養陰清熱為主。潰破後傷口局部可用七三丹、八二丹藥線引流，紅油膏蓋貼；腐脫肉鮮，改用生肌散、生肌玉紅膏。形成瘺管，用白降丹或紅升丹藥撚條插入，膿盡後改用生肌散。

小妙方：三橘酒

【材料】青橘葉、青橘皮、橘核各15克，黃酒適量。

【作法】將上三味洗淨，以黃酒加水煎湯。每日1劑，分2次溫服。

【功效】適用於乳癆患者。

乳癆患者在飲食上最好確保充足的高蛋白質和足夠的熱量，以補充消耗。脂肪攝入不宜過高，葷素搭配適當，不要過於油膩，以免影響消化。膳食應有豐富的無機鹽和維生素，有利病灶鈣化、病體康復。要注意膳食纖維素的攝取量，保持大便通暢。多吃新鮮蔬菜、水果、粗糧。消化功能較差者，飲食以清淡爽口、多樣化為好。可用高蛋白少油半流食，以提高病人的營養和增進食慾。飲食還可多選有滋陰退虛熱的鰻魚、烏魚、鴨蛋、鴨、銀耳、甘蔗、菱角、黑木耳、海蜇皮、山藥、豆漿、香蕉、梨、西瓜等品。

乳癆的病變性質與其他部位的結核病變相同，而且往往繼發於其他部位的結核，尤其是肺結核、胸壁結核等。

第五章

養護女人的「祕密花園」，解除子宮和卵巢問題

艾灸關元治療子宮寒冷

兩年前，門診接診了一位姓張的女士，她說自己小腹涼，形容那種涼「猶如從腰部涼到腳底」「小腹像冰箱一樣，由內而外透著涼氣」，說自己平時無法喝溫水，必須喝熱水。這是非常嚴重的宮寒病例。

「子宮寒冷」即宮寒，指婦女腎陽不足，胞宮失於溫煦所出現的證候，往往伴有下腹墜脹、疼痛。百病起於寒，絕大部分婦科病都會有宮寒的表現。怎樣判斷自己是不是宮寒呢？

小腹寒涼。宮寒的女性用手捫及肚臍正下方會感到非常寒涼，典型表現為寒涼在正下方，稍微往兩側都不會有寒涼的感覺。

發胖。宮寒者常常渾身發胖，這是由於子宮熱量不足，為了維護自身的生理機能，脂肪就充當起「護宮使者」，子宮越冷，身體越需要囤積脂肪，從而引起發胖。寒暖是女性身體健康的晴雨錶。子宮溫暖，體內氣血運行通暢，種下的「種子」就易發育成胎兒；如果子宮受寒，血氣遇寒就會凝結，不但不能保持身體形貌，繁衍後代更無從談起。

月經異常。經前小腹有墜脹感，兩乳脹痛；經期腹痛，小腹發涼，月經色黑有血塊，個別女性痛經達到難以忍受之程度。

有些女性天生體質較寒，四肢容易冰冷，對氣候轉涼特別敏感，臉色比一般人蒼白，喜歡喝熱飲，很少口渴，冬天怕冷，夏天耐熱。寒性體質大多由後天因素造成，包括居住環境寒冷、嗜好寒涼食物、過勞或易怒損傷身體陽氣……這些都是讓身體偏寒的常見問題。另外，還有一部分遺傳因素是父母體質偏寒，或是出生時父母年齡比較大，身體陽氣逐漸減少，這會直接導致患者的基因攜帶寒性體質的原始程式碼。即使和別人處在相同條件下，她們也更容易出現宮寒的症狀，所以除了小心防寒，還要長期溫煦身體。

體寒乃百病之源。俗話說「十病九寒」「病從寒中來」，女性往往為了追求體形苗條而衣著清涼，甚至在冬季也穿得單薄，違背了養生原則。醫生提醒女性朋友們，夏天是宮寒出現頻率最高的季節。夏天天氣酷熱，很多女性喜歡待在室內，穿著清涼，吹著空調，不知不覺中子宮卻受著寒冷的「折磨」，導致出現宮寒，大大降低子宮功能，容易出現手腳冰冷、渾身無力、食慾缺乏甚至月經不調的症狀。

現代社會，快速減肥蔚然成風，無論採取節食、運動還是吃藥，減肥途徑都是做到消耗大於攝入即可，但必須是一個較長的過程。如果用很短的時間達到瘦身目的，那就只能用健康作為代價。快速瘦身無非是採用峻烈猛藥、以非正常手段排出體內多餘水分和脂肪。這在中醫看來，等於身體在短時間內丟失了大量的能量性物質，寒邪很可能乘虛而入，攻擊子宮。

在中醫養生傳統中，女性體質屬陰，不可以貪涼。即使在炎熱的夏季，也不可以貪食冷飲、冰茶、瓜果等寒涼之物，更不能一年四季舉著霜淇淋。吃了過多寒涼、生冷的食物後，這些食物進入體內會消耗陽氣，導致寒邪內生，侵害子宮。

精卵的結合及胎兒的生長，需要消耗女性大量的能量物質，所以懷孕中的部分女性不僅身體脆弱，面容也佈滿了色斑。而流產就相當於突然全部扔掉那些能量物質，會損耗人體大量陽氣，如果休養不到位，陽氣久耗，子宮失去溫煦，宮寒就隨之產生。

中醫認為「子宮寒冷」並不單指某一種症狀，而是對患者形形色色臨床症狀的總稱。宮寒的中醫調理應從兩方面入手：第一，平素注意不可過食生冷寒涼，注意季節變化，應時加衣保暖；第二，可以服用中草藥或通過艾條溫陽化氣，固本填精，調理衝任。

平時有宮寒的女性，在加強鍛鍊體魄、改善生活習慣的同時，可以通過一些外治法來調養，例如艾灸關元穴。中醫認為，關元穴有培元固本、補益下焦之功，凡元氣虧損均可使用。關元穴是小腸的募穴，小腸之氣結聚此穴並經此穴輸轉至皮部。它為先天之氣海，是養生吐納、吸氣凝神的地方，古人稱為人身元陰元陽交關之處，老子稱為「玄之又玄，眾妙之門」。關元穴在肚臍下三寸，是保健強身長壽穴，還可助孕、治療痛經。孕婦需注意慎灸，因為關元穴上一寸為石門，石門針灸需極為謹慎，一不小心會導致不孕。且艾灸補氣，孕婦氣太足容易造成胎動不安。

消症散治療子宮肌瘤

門診曾看診一位大學老師，動了子宮肌瘤手術一年後復發。當時看她的檢測結果，肌瘤已經又長到3公分×4公分，患者不想再去醫院做切除，而且她本身是瘢痕體質，想要保守治療。當時我給她處以中藥配合外敷的治療，三個月後患者告知，去醫院檢查時，肌瘤已經消失。

超音波醫生告訴妳子宮內有一個或多個肌瘤的時候，我想大部分女性朋友都會不淡定了，畢竟「子宮肌瘤」這四個字中還帶著一個「瘤」字呢。不過大家也別太焦慮，通常我們說的子宮肌瘤就是女性生殖器官中常見的良性腫瘤。

世界上約有20％的人患有子宮肌瘤，但由於腫瘤的發展緩慢而沒有什麼臨床症狀，所以有時候是因為身體檢查無意間查到此病，大部分人沒有得到更早的治療，甚至沒有治療。

現代醫學對於子宮肌瘤的病因迄今仍不十分清楚。中醫認為子宮肌瘤與肝鬱、痰凝、寒濕、血瘀等因素有關。中醫治療子宮肌瘤以活血化瘀、散結消症為主。簡單來說，中醫將子宮肌瘤分為幾種證型，大家可以自我對照。

氣滯型

這類女性主要表現為月經量多或淋漓不淨，色黯紅，有血塊，小腹脹滿，痛無定處。平時需注意調養情志，適當運動，多出去走走，陶冶性情，放寬心態。

寒凝血瘀型

這類女性主要表現為月經量少，色紫黯，有血塊，小腹冷痛，得熱痛減，面色青白，四肢不溫。平時應少吃寒涼冰鎮食物，多食性溫的食物，注意保暖，適度鍛鍊身體。

痰濕型

這類女性主要表現為下腹部包塊，時有作痛，按之柔軟，帶下較多。偏寒則帶下色白質黏膩，形體畏寒；偏熱則帶下色黃質黏膩，有臭味。平時飲食宜清淡，少食肥甘厚膩之品，適度鍛鍊身體。

患有子宮肌瘤的女性，在加強鍛鍊並改變生活習慣的同時，可以通過外治法調養。此處推薦消症散。原料：三棱10克，莪朮10克，白芥子15克，丹參30克，枳殼15克，益母草15克，紅花15克，川牛膝15克，炒白朮15克，貫眾15克，三七粉10克，當歸10克，黃芪30克，生雞內金30克。作法為將上述藥物打為粗末，放入布袋內，用溫水浸透，敷於小腹部，每日1次，每次40分鐘，10～15日為1個療程，療程間隔3日，連續治療2個療程。

還有一個方法同樣可治療子宮肌瘤：中醫有一經外奇穴叫做痞根穴，痞就是痞塊的意思，體內的腫塊都可以用這一穴位來治療。痞根穴在第一腰椎棘突下，旁開5.5寸，可用艾灸治療。

灌腸治療慢性骨盆腔炎

我曾經接診過一位新加坡患者，她苦於骨盆腔炎很長時間，左側少腹每天持續半天疼痛，曾經嘗試各種辦法皆無效，生活和工作受到雙重困擾。當時治療了大概半個月即痊癒。回國之後，患者寫了一篇長微博「7年骨盆腔炎患者治癒記」，形容自己「終於可以在陽光下跑步」，說那種自由的感覺像電影《刺激1995》（*The Shawshank Redemption*）。現在這篇文章還可以在網上搜到。

慢性骨盆腔炎在婦科病中頗為常見，症狀持續時間長，預後較差，會影響生活品質，女性朋友們要多加重視。慢性骨盆腔炎病情較頑固，可導致月經紊亂、白帶增多、腰腹疼痛及不孕等。

慢性骨盆腔炎一般全身炎症症狀不明顯，有時僅有低熱，易感疲倦。由於病程時間較長，部分患者會出現神經衰弱症狀，如精神不振、周身不適、失眠等。患者抵抗力差時，易有急性或亞急性發作。常引起下腹部墜脹、疼痛及腰骶部酸痛。常在勞累、性交後及月經前後加劇。

當身體免疫功能下降，鄰近器官炎症直接蔓延都會導致慢性骨盆腔炎。各種對骨盆腔造成傷害的手術及侵入性檢查，或沒有嚴格遵守無菌原則，會使生殖道黏膜損傷、出血、壞死，導致下生殖道內源性菌群的病原體上行感染。骨盆腔炎多發生在性活躍期婦女，尤其是初次性交年齡小、有多個性伴侶、性交過頻以及性伴侶有性病者。經期進行性行為、使用不潔的衛生棉、盆浴等，均可使病原體侵入而引起炎症。此外，不注意衛生保健、疏於沖洗陰道者，發生骨盆腔炎的機率較高。

慢性骨盆腔炎中醫學一般見於「婦人腹痛」「癥瘕」「帶下病」等。其病機特點為虛實夾雜，病程長，反復發作，不易治癒。解決濕、熱、瘀、虛並存是辨治本病之關鍵。本病在中醫學分為以下幾個證型：

氣滯血瘀型

主要表現為下腹脹痛或刺痛、經色紫黑有塊、經前情志抑鬱、乳房脹痛、舌質紫黯、或有瘀斑瘀點。

濕熱瘀阻型

主要表現為下腹隱痛，或疼痛拒按，痛連腰骶，帶下量多，色黃，質黏稠，有臭氣。

寒濕凝滯型

主要表現為小腹冷痛，得熱痛減，帶下清稀量多，經行後期，量少色黯。

氣虛血瘀型

主要表現為下腹疼痛或墜痛，痛連腰骶，經行加重，帶下量多，色白質稀，經期延長。

平時患有慢性骨盆腔炎的女性，在增強鍛鍊、改變生活習慣的同時，也可使用赤芍紅藤湯進行灌腸。原料：赤芍、桃仁各9克，紫花地丁15克，蒲公英30克，紅藤30克，敗醬草30克。以上諸藥水煎，冷卻到38℃為宜。方法：患者採右側臥位，右腿伸直，左腿屈起，露出肛門。用軟管取藥100毫升，插入肛門15公分快速灌進，停留1小時以上（灌腸器容積150毫升，軟管約30公分，一般藥局皆可買到）。

骨盆腔炎患者一定要注意個人衛生，具體包括：加強經期、產後、流產後的個人衛生，勤換內褲及衛生棉；避免受風寒，不宜過度勞累；飲食應以清淡的食物為主，忌食生冷和刺激性食物；月經期避免性生活；儘量避免不必要的婦科檢查，以免擴大感染，引起炎症擴散。

同時，在就醫過程中應注意醫務人員在分娩、流產等子宮腔手術的操作中是否嚴格消毒。要選擇正規醫院，以免發生感染而引發盆腔炎。

外洗治療子宮頸糜爛

中年患者時女士，患重度子宮頸糜爛，來診時自訴外陰非常瘙癢，白帶黃稠，有異味。該女士擔心自己會得子子宮頸癌，遂尋求中醫治療。當時我建議她內服加外洗的方法治療，兩個月後，患者告知陰道分泌物減少，瘙癢和異味消失。

子宮頸糜爛曾經困擾過很多女性。體檢時，幾乎十有八九的女性會被診斷為子宮頸糜爛。其學名為子宮頸柱狀上皮異位，之所以稱為子宮頸糜爛，實際上是過去對子宮頸一種正常表現的錯誤認識。

子宮頸糜爛是婦科疾病中最常見的一種，主要症狀有白帶增多、外陰癢痛、下腹及腰骶部疼痛、尿頻或排尿困難，嚴重者可導致不孕。

子宮頸糜爛一般是因機械性刺激或損傷，如性生活、流產、分娩裂傷和病原體侵襲造成。

中醫認為，子宮頸糜爛屬中醫「帶下病」範疇，主要是由於氣血虧虛、濕熱下注所致，按子宮頸糜爛的發病機理可歸結為以下三型：

脾虛濕熱型

因飲食不節脾氣受損，水濕下注，傷及任脈而為帶下；也有因脾虛濕盛、濕熱下注而致者。主要表現為：帶下量多清稀，食少神疲，面色無華。

腎虛濕熱型

因素體腎氣不足，下元虧損，或因房勞過度，傷及腎元。主要表現為：腰膝酸軟，兩腿無力。

濕熱蘊毒型

經行產後，胞脈空虛，濕毒之邪乘虛而入，損傷任帶二脈而為帶下。主要表現為：帶下量多，色黃白或為膿性，或帶血絲。性交痛或性交後陰道出血。

腰酸墜脹，腹脹下墜，或有小便頻數疼痛、陰癢。

患有子宮頸糜爛的女性，平時在加強鍛鍊、改變生活習慣的同時，也可通過外洗的方法。原料：土茯苓30克，野菊花30克，土荊皮15克，川椒15克，地膚子15克，白鮮皮15克，枯礬15克，蒼朮15克，黃柏15克，蛇床子15克，苦參10克。作法：水煎加入白醋適量，外用陰道沖洗或坐浴。每日1～2次，每次15分鐘。5日1療程。

子宮頸糜爛患者治療後注意事項

減少性生活，注意衛生，性交後沖洗陰道，治療後定期複查，觀察創面癒合情況直到痊癒，複查時應注意有無子宮頸管狹窄。

預防子宮頸糜爛應注意以下幾點

注意性生活衛生，適當控制性生活頻率，堅決杜絕婚外性行為並避免經期性交。

及時有效地採取避孕措施，降低人工流產及引產的發生率，減少人為創傷和細菌感染的機會。

凡月經週期過短、月經期持續較長者，應予積極治療。

防止分娩時器械損傷子宮頸。

產後發現子宮頸裂傷應及時縫合。

定期做婦科檢查，以便及時發現子宮頸炎症，及時治療。

四方治療卵巢早衰

一次門診來了一位福建患者，說是朋友介紹來的，專門來找我看病。西醫診斷她為卵巢早衰，她也說自己月經不規律，經常會出現月經推遲的現象。但是她還年輕，有生育需求，來診的時候求子心切，希望早日圓當媽媽的夢。前前後後加起來治療了大概一年，月經基本恢復正常，再去醫院檢查時說卵巢早衰有了明顯的改善。

在女性的一生中，老化是女人最害怕、最關注的問題之一。長久以來，女性始終在與衰老對抗，人們漸漸發現，卵巢與女人的一生關係密切，它不僅主導女人的靈魂，也是女人容光煥發的源泉。因此，健康的卵巢是女人青春常駐之根本。

卵巢早衰是指卵巢功能衰竭而導致於40歲之前閉經超過6個月，一般伴有潮熱多汗、面部潮紅、性慾低下等表現。

中醫認為，卵巢早衰多是腎氣虧損所致，激素分泌紊亂實際就是體內陰陽平衡失調。腎精耗傷時，腎氣不足，腎陽虛衰，體內逐漸陰陽失衡，遂致卵巢早衰。卵巢早衰的中醫治療原理是補肝腎，益精血，壯元陽，調脾胃，使氣血充盈，這樣卵巢可以得到滋養，使早衰的卵巢重振生機。

陰虛火旺型

主要表現為突然停經，烘熱汗出，潮熱面紅，五心煩熱，頭暈耳鳴，腰膝酸軟，或足後跟疼，尿赤便乾，陰部乾澀。

腎虛肝鬱型

主要表現為經水早斷，腰膝酸軟，頭暈耳鳴，悶悶不樂，胸悶嘆息，多愁易怒，失眠多夢，脅腹脹痛，性功能減退。

腎陽虛型

主要表現為肢冷，頭暈耳鳴，腰脊冷痛，性慾淡漠，尿頻或夜尿，或五更泄瀉，或面浮肢腫。

陰陽俱虛型

主要表現為腎陽虛、腎陰虛症錯雜並見，時而畏寒肢冷、浮腫便溏，時而烘熱汗出、頭暈耳鳴，舌淡或紅，苔薄，脈細弱或細弦。治以滋腎溫腎、調養衝任為主。要預防卵巢早衰，除加強鍛鍊、改變生活習慣，也可通過飲食調養。

小妙方：雪蛤石斛銀耳羹

【原料】雪蛤1只，鐵皮石斛6克，銀耳30克。

【作法】三味藥同煮，燉湯。

【功效】益精填髓，抗衰駐顏。

小妙方：清蒸枸杞甲魚

【原料】甲魚1隻，枸杞子15克，蔥、薑、蒜、鹽、糖各適量。

【作法】將甲魚去內臟洗淨，再將枸杞子放入甲魚腹內，加蔥、薑、蒜、鹽、糖少許，放鍋上清蒸，待熟後食肉飲湯。能滋補肝腎。

【功效】治療卵巢早衰肝腎虧損、陰虛內熱、虛勞骨蒸等，可作為補虛食療之品。

小妙方：羊肉燉栗子

【原料】羊肉60克，栗子18克，枸杞子15克，鹽適量。

【作法】羊肉洗淨切塊，加水2000毫升。用武火（大火）煮開後用文火（小火）煮至半熟時加入去殼栗子、枸杞子再煎20分鐘，加鹽調味即可。每晚服用1劑，連服1個月。

【功效】卵巢早衰腎陽虛型。

小妙方：生地黃精粥

【原料】生地黃30克，黃精30克（制），白米30克。

【作法】先將前兩味水煎去渣取汁，用藥汁煮白米為粥，早晚服，食時可加糖少許。每日 1 劑。

【功效】卵巢早衰諸因所致陰陽氣血不足者。

日常生活中如何保護卵巢？

保持心情愉快，少吃刺激性食物，同時避免久坐、長期熬夜。

不要亂補激素類藥物，需諮詢醫生，適量補充維生素C和維生素E。

不要使用劣質染髮劑和美白化妝品。

保持規律的房事生活。規律的房事生活使女性有一個很好的內分泌環境，有利卵巢健康，但也要避免房事過度。

飲食要營養均衡，加強鍛鍊體魄，宜多食富含蛋白質、維生素的食品，如瘦肉、雞蛋、新鮮蔬菜水果等。少吃生冷、辛辣的食物。不要吸煙和吸二手煙，增強體質。

多囊性卵巢症候群的療養

多囊性卵巢症候群是育齡婦女常見的一種複雜的內分泌及代謝異常所致疾病，以慢性無排卵（排卵功能紊亂或喪失）和高雄激素血症（婦女體內雄激素產生過剩）為特徵，主要臨床表現為月經週期不規律、不孕、多毛和痤瘡，是最常見的女性內分泌疾病。中醫無此病名，在中醫古籍中，類似該症候群的記載，散見於經閉、不孕、崩漏、癥瘕等篇章中。

多囊卵巢症候群的發病原因還不清楚，目前認為可能與內分泌功能紊亂、下視丘—腦下垂體平衡失調有關：由於精神緊張、藥物作用以及某些疾病等的影響，下視丘分泌促性腺激素釋放激素失去週期性，以致腦下垂體分泌的促性腺激素比例失調，造成卵泡雖然發育但不成熟也不排卵，成為囊狀卵泡，天長日久就生成很多囊狀卵泡，最後卵巢就形成了葡萄狀的多囊卵巢。

多囊卵巢症候群是指卵巢裡多了幾個沒有正常發育好的卵泡，而卵泡的發育、成熟和排卵階段都在卵巢中進行。卵巢的作用，就是由內分泌系統來分泌各種激素控制，比如雄激素、雌激素、胰島素等等，所以一旦內分泌發生紊亂，卵巢內卵泡的正常發育就會受到抑制，從而無法選出一個發育成熟的優勢卵泡，無法正常排卵，達到受孕的目的。那些不能正常發育的卵泡還是會繼續殘留在卵巢內，使得卵巢變硬、變大，直接影響到女性月經、懷孕等生理問題，身體也隨之發生各種各樣的變化，也就是我們說的多囊卵巢症候群。

多囊卵巢症候群是導致女性不孕的一類卵巢疾病，然而多囊卵巢症候群並沒有明顯的症狀，所以不能通過症狀進行判斷，只有到醫院進行相關檢查才能確診。檢查一般有以下內容：

瞭解病史：對於任何疾病來說，首先需要進行相關詢問，也就是所謂的查病史，瞭解患者的年齡、家庭狀況、體徵以及家族疾病既往史，從而推斷囊腫特性，制定相關輔助檢查方案。

超音波檢查：是瞭解病況最重要的檢查，通過超音波檢查可以準確瞭解囊腫大小、所處位置以及囊腫形態，瞭解囊腫為惡性還是良性，並可以與其他類似腫瘤進行區分。

放射線檢查：主要是通過腎盂造影、腹部X光、淋巴造影等檢查項目，用以鑒別囊腫性質，以及是否有合併其他疾病，還能看到患者其他相關臟器的健康情況。

細胞學檢查：這一檢查主要通過穿刺和抽血兩種方法，對囊腫的具體情況做出高度判斷，例如判斷囊腫的性質、病情的輕重，尤其是在判斷惡性和良性腫瘤方面具有很高的精準度。

就中醫觀點，多囊卵巢症候群病因病機多為內因腎、肝、脾三臟功能失調，並有外因痰濕、瘀血等病理產物侵襲，兩者互為因果作用於身體，使腎—天癸—衝任—胞宮軸功能紊亂而致病，故臨床以虛實夾雜證多見。筆者認為，腎虛為本病的基本病機，肝鬱、痰濕、瘀血為其主要病機。

腎虛型

腎精虧虛使卵子缺乏物質基礎，難以發育成熟。中醫認為卵子是腎中所藏之「陰精」，卵子的發育與成熟，和腎精的充盛密切相關，腎陰是其生長發育的物質基礎，是卵子發育成熟的前提條件。此外，腎陽虧虛既不能鼓舞腎陰的生化和滋長，又使氣血運行無力而瘀滯衝任胞脈，更使排卵缺乏原動力，從

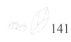

而導致不孕、閉經等。

肝鬱型

肝藏血，主疏泄，性喜條達惡抑鬱，若素性憂鬱或因七情六欲紛擾，致使肝失條達，疏泄失常，氣機鬱結，則氣滯血瘀，衝任不能相資，胞宮血海不寧，導致月經失調、不孕或痤瘡、多毛等。肝失疏泄，氣機失調，血脈不暢則發生閉經、月經遲發。

脾虛痰濕型

若素體脾虛，或飲食不節、嗜食膏粱厚味，或勞倦思慮過度傷及脾臟，脾失健運，水精不能回布，反化為飲，聚濕生痰，氣機不暢，衝任不通，生化機能不足，痰濕脂膜下注，蘊滯胞宮，則見經少、閉經、不孕等；或痰濕脂膜積聚，蘊結體內，浸漬四肢、肌肉，則形體肥胖，多毛。

瘀血內阻型

瘀血阻滯，衝任不暢，血海不能如期溢滿或血不得下，則見月經後期或月經停閉；也可造成血不歸經而妄行或瘀阻胞宮，導致崩漏或不孕。

小妙方：歸參燉母雞

【原料】嫩母雞1隻，當歸15克，黨參30克，生薑10克，燒酒適量。

【作法】取嫩母雞雞肉切塊，與當歸、黨參、生薑同入燉盅，加適量沸水、燒酒，燉盅加蓋，隔水文火燉3～4小時，調味。食雞飲湯。

【功效】補氣養血，調理月經。主治血虛氣弱型多囊卵巢症候群。

小妙方：烏雞雞血藤湯

【原料】烏雞1隻，血藤30克（斬碎），生薑10克，紅棗4枚（去核）。

【作法】將烏雞切塊放滾水中煮5分鐘，取出過冷，與雞血藤、生薑、紅棗同入鍋，加清水適量，武火煮沸後改文火煲2小時，調味食。

【功效】補血活血，調理月經。主治血虛兼瘀滯型多囊卵巢症候群。

小妙方：白鴿鱉甲湯

【原料】白鴿1隻，鱉甲50克，鹽適量。

【作法】鱉甲打碎後納入白鴿腹，同入鍋加水1升，武火煮沸後改文火煲1～2小時，待鴿肉煮爛加鹽調味。食肉飲湯，每日1次。

【功效】主治肝腎陰虛型多囊卵巢症候群。

小妙方：白蘿蔔汁

【原料】白蘿蔔3根。

【作法】切碎白蘿蔔，用乾紗布包好，絞取汁液。每日1劑，分3次服完，宜常服。

【功效】行氣化痰。主治痰濕型多囊卵巢症候群。

對於多囊卵巢症候群患者來說，加強鍛鍊、減輕體重是一種非常簡便且有效的治療方式。這裡所說的減輕體重並不僅僅為了美觀，還能導正由肥胖而加劇的內分泌代謝紊亂，減輕胰島素抗性和高胰島素血症，同時降低游離雄激素值。減輕體重可使部分肥胖型多囊卵巢症候群者恢復排卵，並可預防第2型糖尿病及心血管疾病的發生。

此外，女性多囊卵巢症候群的飲食保養也很重要。宜吃非精製食物，如顆粒的燕麥優於麥片粥，麥片粥優於即沖麥片或麥粉；糙米、五穀飯優於白米飯，白米飯優於稀飯；硬雜糧麵包優於軟雜糧麵包，軟雜糧麵包優於白麵包；水果優於果汁。忌辛辣刺激的飲食；忌甜食，如糕餅等；忌綠豆、螃蟹、柿子；忌單吃糖類，儘量合併食用蔬果纖維、蛋白質或脂肪，可降低吸收速度。

桃仁粥治療子宮腺肌症

子宮分為三層。內層為子宮內膜，中間為肌層，最厚，外層為很薄的漿膜層。如果子宮內膜侵入肌層就成了子宮腺肌症。目前，對引起子宮腺肌症的病因和發病機理尚缺乏清楚的瞭解。多次妊娠、分娩時子宮壁創傷和慢性子宮內膜炎可能是導致此病的主要原因。妊娠創傷可造成子宮腺肌症。子宮腺肌症多發於30～50歲的育齡婦女。

子宮腺肌症的三大主症是疼痛、不孕和經量過多。早期可無任何臨床症狀，也可能僅僅是月經過多，但多數患者會出現下腹部疼痛不適、墜脹及輕度痛經等症狀，月經量則正常或增多。凡有月經增多、痛經進行性加劇的婦女，都有患本病的可能。此外，本病還可導致不孕。醫生檢查時，會發現子宮均勻性增大，或有局限性結節隆起，質地硬而壓之有疼痛感。一般可通過超音波做出診斷。子宮腺肌症是良性病變，但會越來越重。

本病根據典型病史及體徵即可做出初步診斷，確診需組織病理學檢查。影像學檢查是術前診斷本病最有效的手段。陰道超音波檢查敏感性達80％，特異性可達74％，較腹部探頭準確性高。ＭＲＩ可在術前客觀瞭解病變位置及範圍，對決定處理方法有較大幫助。

比較年輕、想生育，或者是不願意進行手術治療的女性朋友，可以考慮進行藥物治療，但是如果藥物治療後沒有效果，或者難忍長期劇痛，就應考慮進行手術治療。手術治療有兩種情況，一是保守手術，二是根治手術。保守治療包括切除病灶、切除子宮內膜及肌層、腹腔鏡下子宮肌層電凝療法等，而根治手術是切除子宮。單純的子宮腺肌症，在進行病灶切除術以後，病症會得到緩解，但是復發率很高。此外，選擇性子宮動脈栓塞術也可以作為治療子宮腺肌症的方案之一，只是可能會導致不孕、流產、早產並提高剖腹產率。

子宮腺肌症在中醫裡屬於「痛經」「癥瘕」「不孕」的範疇。

中醫認為本病由氣滯、寒凝、熱灼、氣虛、腎虛導致瘀血阻滯衝任、胞宮，經行不暢則痛經。瘀血阻滯衝任、胞宮為主要病機。

氣滯血瘀型

主要表現為經期小腹脹痛或痙攣性疼痛，拒按，伴有心煩易怒，胸脅及乳房脹痛，月經量多或行經時間延長，子宮增大，舌有瘀點，脈弦澀。這類證候多因產後或術後情志抑鬱、肝氣滯鬱所致。治療應予疏肝理氣、化淤消症為主。

痰凝血瘀型

主要表現為小腹疼痛拒按，月經量多而稀，有血塊，並見胃脘脹滿，嘔惡欲吐，子宮增大。平時帶下量多，色白質稠。舌苔白膩，脈沉滑。這種證候的形成，與平素脾腎兩虛、水濕不化、聚濕成痰，以致痰瘀互結有關。治法用滌痰除濕，化瘀消症。

寒凝血瘀型

這種證型的特點是，經期小腹絞痛或冷痛，疼痛劇烈拒按，熱敷後可減輕。月經量多但顏色紫黯，有塊，同時伴有四肢涼和怕冷，舌質黯，脈沉緊。這種證候主要是因為產後或人工流產後，感受寒邪所致。在治療方面，既要溫散寒邪，又要活血消癖。

中醫認為子宮腺肌症與瘀血內阻有關，而瘀血的形成又與氣虛、寒凝、氣滯、痰濕等致病因素有關。所以在治療方面，既要以活血化瘀為原則，又要兼顧瘀血形成的原因及虛實的不同。可口服化癥止痛顆粒、散結鎮痛膠囊、丹莪婦康煎膏、少腹逐瘀丸等中成藥或根據個人情況調整的湯藥。也可用活血化瘀之中藥、貼敷及丹參注射液離子導入。也可在經前及經期針灸關元穴、中級穴、合谷穴、三陰交穴等穴位或耳針取子宮穴、內分泌穴、肝穴等耳部穴位。

小妙方：桃仁粥

【原料】桃仁15克，白米100克。

【作法】桃仁搗爛如泥，去渣取汁，以汁煮白米做稀粥，1日2次空腹溫食。

【功效】活血通絡、祛瘀止痛，適用於子宮腺肌症患者。

子宮腺肌症患者要注意些什麼呢？

首先，飲食宜清淡，不食羊肉、蝦、蟹、鰻魚、鹹魚、烏魚等發物。多食瘦肉、雞肉、雞蛋、鵪鶉蛋、鯽魚、白菜、蘆筍、芹菜、菠菜、黃瓜、冬瓜、香菇、豆腐、海帶、紫菜、水果等。禁食桂圓、紅棗、阿膠、蜂王漿等熱性、凝血性和含激素成分的食品。忌食辣椒、痲椒、生蔥、生蒜、白酒等刺激性食物及飲料。

儘量少服用蜂蜜、蜂膠及阿膠等，因為在臨床上已經出現服用這些後，讓腺肌症患者病情加重並變得更加複雜的先例。所以有證據懷疑這些滋補品極可能引起體內雌激素升高，誘發子宮腺肌症和加重病情。

除了飲食，日常生活中也要注意調整自己情緒，保持樂觀開朗的心態，使身體免疫系統的功能正常。要注意自身保暖，避免感寒著涼。月經期間，禁止一切劇烈體育運動及重體力勞動，要做好自身的保健，注意控制自己的情緒，不要生悶氣，否則會導致內分泌改變。

第六章

關愛「生命的搖籃」，揮別不孕症

三方治療不孕

不孕屬於婦科雜病的範疇，指女子婚後，夫婦同居兩年以上，配偶生殖功能正常，未避孕而未受孕者；或曾孕育過，未避孕又兩年以上未再受孕者。

引起不孕的發病原因分為男性不育和女性不孕。女性不孕以排卵障礙、輸卵管因素、子宮內膜異常為主，男性不育主要是生精異常及射精障礙。

中醫認為不孕症的病因病機有虛實兩個方面。虛證多因腎陰陽氣血不足，實證多責之於肝氣鬱結或痰瘀為患不能養精育胎，或不能攝精成孕。臨床常見腎虛、肝鬱、痰濕、血瘀等幾種類型。

腎虛型

先天稟賦不足，或房事不節，損傷腎氣，或先天腎中真陽不足，命門火衰；經期感寒或房勞多產，耗傷精血，甚至陰血不足以致不能成孕。主要分以下兩種證：

腎陽虛證

主要表現為婚後不孕，月經延後，量少色淡或閉經。伴隨面色暗淡，腰膝冷痛，性慾淡漠，小便清長，大便溏。舌象一般表現為舌質淡苔白。

腎陰虛證

主要表現為婚後不久，月經提前，經量少，色紅無血塊，或月經正常，但形體消瘦，腰腿酸軟，頭昏眼花，耳聾耳鳴。舌象一般表現為舌質紅苔少。

肝鬱型

情志不暢，肝氣鬱結，疏泄失常。主要表現為多年不孕，經期先後不定，經前乳房脹痛，精神抑鬱，煩躁易怒。舌質一般正常或黯紅。

痰濕型

素體肥胖，痰阻氣機，衝任失司，閉塞子宮，不能攝精成孕；或飲食不節傷脾，脾失健運，痰濕內生，濕濁流注下焦，滯於衝任，濕阻胞脈，導致不能攝精成孕。主要表現為婚後不久，形體肥胖，經行延後，甚或閉經，帶下量多，質黏稠，面色白，頭暈心悸，胸悶噁心。舌苔一般較白膩。

血瘀型

經期產後餘血未淨之際，感受病邪，邪與血結，胞脈胞絡不暢，以致不能攝精成孕。主要表現為婚後不久，月經量少，色紫黑，有血塊，或痛經，平時少腹作痛，拒按。舌質一般紫黯，舌邊有瘀點。

小妙方：胎盤韭菜水餃

【原料】新鮮豬或羊胎盤一個，韭菜適量，餃子皮適量，調料少許。

【作法】洗淨胎盤，切碎；洗淨韭菜、控乾，與調料少許相合拌勻製成餡，用餃子皮包成餃子。做主食，連服10～20天為一療程。

【功效】適用於腎虛型不孕，大補氣血，滋腎填精。（編註：目前台灣不能銷售新鮮牲畜胎盤。）

小妙方：黑棗蒸玫瑰

【原料】黑棗、玫瑰花適量。

【作法】黑棗去核放碗中，擺上玫瑰花，隔水蒸爛即成。每次吃黑棗5枚，每日3次，連續5～7天。

【功效】適用於肝鬱型不孕，疏肝理氣，和胃止痛。

小妙方：韭菜炒豆渣

【原料】豆渣500克，韭菜250克，鹽、調味料、蔥、植物油各適量。

【作法】擠乾豆渣水分，用文火煮至乾熟出鍋備用；韭菜洗淨切段；燒熱植物油，放入蔥煸香，倒入豆渣炒一段時間，加入韭菜繼續煸炒，放入鹽炒至入味，點入調味料炒勻，出鍋即成。可做常備菜。

【功效】適用於痰瘀血滯型不孕，行氣活血，下氣消痰。

不孕症的治療一般需要結合內、外、心理三者治療，同時要保持心情舒暢，創造一個良好的心態環境。注意衛生，預防和及早治療生殖道炎症，避免人工流產對腎精、氣血的損耗。本病病因複雜，需明確診斷治療才能取得良好的效果。

一湯一粥治療習慣性流產

患者魏女士，小學教師，42歲，已婚，懷孕3次皆自然流產，醫院檢查無器質性病變。來診時既猶豫又矛盾，因為已經對懷孕沒有信心。她平時經常有腰酸的情況。當時給予她中藥調理外加疏導鼓勵，重新建立起對懷孕的信心，大概一年之後透過簡訊得知生了一個健康的寶寶。

習慣性流產，中醫稱為滑胎，主要是指不屬於器質性病變引起的習慣性流產。墮胎、小產連續發生3次或3次以上稱為滑胎。其特點是應期而墮，即是指自然性、連續性的墮胎。孕前多有腰酸乏力的症狀，或有腰酸腹痛，或有少許陰道出血。孕期檢查一般無明顯異常，或子宮體稍細。

究其原因，首先是黃體功能不全，孕酮分泌不足，其次是染色體異常，如果夫妻雙方或一方胚胎染色體異常，導致胚胎不能正常發育，常常會發生自然流產。

中醫認為，習慣性流產主要病機是腎虛，腎虛導致胎動不安。流產、吸宮累及到腎，對腎的損傷越大，越容易引起流產。

引起本病的原因有脾腎兩虛和氣血虛弱兩種。脾腎兩虛是由於先天稟賦不足，或因房勞過度，或因吸宮流產重傷腎氣，均導致胎失所系；或素體脾虛，胎失所載，而致滑胎。氣血虛弱是由於母體素虛，或大病久病，氣虛不能載胎，血虛不能養胎，而致胎源隕墮。

脾腎虛弱型

主要表現為屢孕屢墮或如期而墮，腰膝酸軟，頭暈耳鳴，精神萎靡，夜尿頻多，目眶黯黑，或面色晦暗，肢體疲乏，納差便溏。舌象一般表現為舌質暗或淡，舌苔薄白。此時應該補腎健脾，益精養血。

氣血虛弱型

主要表現為屢孕屢墮，面色萎黃，身體疲乏，頭暈肢軟，心悸氣短。舌象一般表現為舌質淡，苔薄白。此時一般需要益氣養血安胎。

小妙方：山藥羊肉粥

【原料】山藥粉200克，炒杜仲15克，金毛狗脊30克，羊肉150克，白米100克，鹽、胡椒粉、蔥、香油、薑各適量。

【作法】羊肉去脂膜打成泥，白米、炒杜仲、金毛狗脊用水淘洗乾淨，放入鍋中（炒杜仲、金毛狗脊用布包）加水適量，放置爐子上用大火燒沸，改用文火慢慢熬煮至米開花、粥將稠時，拿出布包，放入羊肉泥，煮至肉熟，再下山藥粉，煮沸片刻，待粥稠時，調入鹽、胡椒粉、蔥、香油、薑即可。每日1劑分2次空腹服用。

【功效】溫腎健脾，尤其適用脾腎虛弱導致的習慣性流產加大便稀溏者。

小妙方：蔥豉安胎湯

【原料】香豆豉25克，蔥白25克，阿膠20克。

【作法】蔥白、香豆豉放入砂鍋中，加水至500毫升，煮10分鐘後，取汁250毫升，然後烊化*阿膠即成。日服3劑。

【功效】蔥白行陽，阿膠補血，此方可以養血安胎，針對氣血虛弱導致的習慣性流產比較有效。

兩湯一粥治療子宮外孕

子宮外孕（異位妊娠）是指受精卵於子宮腔以外的部位著床發育，導致停經、陰道出血、腹部膨大、小腹疼痛，甚至痛劇厥逆、出血過多、昏不識人等一系列病變的疾病。按部位不同有輸卵管妊娠、卵巢妊娠、腹腔妊娠、闊韌帶妊娠、宮頸妊娠及子宮殘角妊娠等。其病機多由於氣血勞損，臟腑虛弱，風、冷、濕、熱之邪犯於衝任，或氣血瘀滯、情志不暢、房事過度、精濁損於衝任而導致孕後凝聚。

*註：烊化，先加溫使其溶化，趁熱攪拌使之溶解。

中醫認為子宮外孕的病因病理為少腹宿有瘀滯，衝任不暢，或先天腎氣不足等。由於孕卵未能移行至胞宮，在輸卵管內發育，以致脹破脈絡，陰血內溢於少腹，有氣虛瘀阻、氣血虛脫、瘀阻包塊，發生血瘀、血虛、厥脫等一系列證候。

按中醫辨證，輸卵管妊娠屬中醫少腹血瘀證，因此活血化瘀是治療本病的主要法則。但由於病情變化急劇，又具有不同兼證，所以根據病情輕重緩急，虛實情況，急則治標，緩則治本，或標本兼治，即注意在不同時期選擇殺胚消症、活血化瘀、益氣固脫諸法。另外，對於某些患者的不同病情，可采用兩種手術方式：一是切除患側輸卵管，即根治性手術，可經剖腹或腹腔鏡下手；二是保留患側輸卵管手術，即保守性手術。

如輸卵管妊娠，若已生育者，一般採用輸卵管切除術，尤其適用於內出血併發休克的急症患者。病情較緩或有條件者，對其做腹腔鏡手術，並根據對側輸卵管的情況結合患者有無生育要求酌情處理。而對於有生育要求的年輕婦女，特別是對側輸卵管有明顯病變者，根據受精卵著床部位及輸卵管病變情況選擇術式：若為傘部妊娠則實行擠壓術；壺腹部妊娠實行輸卵管切開取胚術；峽部妊娠實行病變節段切除及端端吻合術。

根據子宮外孕的臨床表現，可分為未破損期和已破損期。

未破損期主要是指輸卵管妊娠尚未破損，患者往往有不同程度的早孕反應，或下腹一側有隱痛和墜脹不適感。婦科檢查可發現一側輸卵管略有膨大或有軟性包塊，有壓痛。尿妊娠試驗可為陽性。治療原則為活血化瘀，消症殺胚。

已破損期分為三型。其中休克型主要證候為突發下腹劇痛，拒按，面色蒼白，四肢厥冷，冷汗淋漓，噁心嘔吐，血壓下降或不穩定，有時煩躁不安或表情淡漠。脈微欲絕或細數無力。不穩定型主要證候為腹痛拒按，但逐漸減輕，可觸及界限不清的包塊，或有少量陰道出血，血壓較穩定，脈細緩。包塊型主要證候為隨著血腫包塊形成，腹痛逐漸消失，有時有下腹墜脹和便意感，脈細澀。

在西醫研究中，子宮外孕病因是由於輸卵管管腔或周圍的炎症，引起管腔通暢不佳，阻礙孕卵正常運行，使之在輸卵管內停留、著床、發育，導致輸卵管妊娠流產或破裂。在流產或破裂前往往無明顯症狀，也會停經、腹痛、有少量陰道出血。破裂後表現為急性劇烈腹痛，反復發作，陰道出血，以至休克。檢查常有腹腔內出血體徵，子宮旁有包塊，超音波檢查可助診。治療以手術為主，在改善休克的同時開腹探查，切除病側輸卵管。若為保留生育功能，也可切開輸卵管取出孕卵。

對於進行過子宮外孕術的女性來說，食療極其重要。因為這時期的女性身體十分虛弱，食療可以加快恢復。

小妙方：乳鴿枸杞湯

【材料】乳鴿1隻，枸杞30克，鹽少許。

【作法】洗淨乳鴿，放入鍋內加水與枸杞共燉，熟時加鹽少許。吃肉飲湯，每日2次。

【功效】具有益氣、補血、理虛作用。適用於宮外孕手術後體虛及病後氣虛、體倦乏力、表虛自汗等症。

小妙方：雞蛋棗湯

【材料】雞蛋2個，紅棗10枚，紅糖適量。

【作法】鍋內放水煮沸後打入雞蛋悶煮，水再沸下紅棗及紅糖，文火煮20分鐘即可。

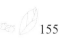

【功效】具有補中益氣和養血作用。適用於貧血及病後、產後氣血不足的調養，以及子宮外孕手術後的保養。

小妙方：豆漿大米粥

【材料】豆漿 2 碗，白米50克，白糖適量。

【作法】白米淘洗淨，以豆漿煮米做粥，熟後加糖調服。每日早空腹服食。

【功效】具有調和脾胃、清熱潤燥作用。適用於宮外孕手術及人工流產後體虛的調養。

子宮外孕的病因是輸卵管炎性感染，致使輸卵管腔粘連、扭曲、阻塞，使孕卵在輸卵管內、卵巢、腹腔內著床，或卵巢妊娠繼發腹腔妊娠。所以，預防感染、防止輸卵管炎，是預防子宮外孕重要的一環。要注意的是，子宮外孕不穩定期的病人宜臥床休息，不要劇烈活動，以防輸卵管破裂出血，加重病情。因為脾胃薄弱，消化機能減退，所以也要忌食生冷瓜果和粗糙不宜消化的食品。此外，子宮外孕不穩定期常伴有大便秘結，病人因排便困難而用力排便，導致腹內壓升高，很可能誘發輸卵管破裂而大出血，使病情複雜化。

寄生杜仲湯治療胎漏、胎動

剛出診的時候我接診了一位高齡孕婦，胎動非常嚴重。當時在她姐姐的陪同下來就診，因為其老公在國外，姐姐一直在照顧她。來診時自訴胎兒活動頻繁，西醫檢查宮縮明顯，有早產傾向，注射了治療宮縮的針劑，效果並不明顯，後來朋友介紹她來找我看。當時患者看上去非常恐慌，面色白，猶如大病初癒。我處方泰山磐石散加減辨證治療。一週以後患者複診，氣色已得到明顯改善，胎動次數明顯減少。後期繼續服用此方一週外加食療進行鞏固。

妊娠期間，陰道不時有少量出血，時出時止，或淋漓不斷，而無腰酸腹痛、小腹墜脹等現象者，稱為胎漏。若妊娠期間腰酸、腹痛下墜或伴有少量陰道出血者，稱胎動不安。二者以有無腰腹疼痛為鑒別點。

妊娠期間的胎漏和胎動不安，類似於西醫學的先兆流產、先兆早產。西醫認為先兆流產主要原因有染色體異常和母體因素。染色體異常是流產的主要原因。夫婦中如有一人染色體異常，可傳至子代，全身感染時高熱可誘發子宮收縮引起流產；內分泌異常、免疫功能異常，嚴重營養缺乏，不良習慣如吸煙、酗酒、過量飲用咖啡或使用海洛因等毒品，環境中的不良因素如甲醛、苯、鉛等有害化學物質，子宮缺陷如擠壓腹部或快速撞擊，甚至手術、性交過度等，情感創傷如過度恐懼、憂傷、憤怒等都可導致流產或反復流產。

中醫認為，胎漏、胎動不安的病因有胎元、母體兩方面。胎元方面：因夫妻之精不足，雖能兩精相合，但很難攝精成胎，或成胎後胎多不能成實。母體方面：有素有腎虛和感受外邪兩方面。

腎虛型

先天不足，腎氣虛弱或多產房勞，或孕後不節房事，腎虛充任不固，胎失所養而致胎動不安。

氣虛型

素體氣血虛弱，勞倦過度，飲食不節，以致脾氣虛弱，化源不足。氣血虛弱則提攝不固，灌溉不周而致胎漏、胎動不安。

血熱型

素體陽盛，或肝經鬱熱，或素體陰虛內熱，孕後血聚養胎，陽氣偏旺，此時過食辛辣，外感熱邪，七情內傷，熱擾衝任，迫血妄行而致胎漏胎動不安。

外傷型

孕後起居不慎，或勞累過度致氣血紊亂，氣亂不能載胎，血亂不能養胎，或因傷直損衝任，以致胎動不安。

胎動不安有可安者，有不可安者。經過治療出血仍多或經久不止，腰腹疼痛陣陣加劇，甚或胎兒已死腹中，宜即時促其流產下胎。

小妙方：桑寄生杜仲湯

【原料】炒杜仲15克，桑寄生30克，黨參15克，炒白朮15克，砂仁6克，蘇梗6克。

【作法】將上述藥物（砂仁除外）同入鍋，加水適量，大火煮開後加入砂仁改小火煮30分鐘。每日早晚各食用1次。

【功效】保胎安胎。

胎漏、胎動不安可由妊娠腹痛發展而來。如果胚胎正常，經正確的治療和足夠的休息，可足月正常分娩。如果胚胎發育不良或治療不當，可發展為墮胎小產。有自然流產史的病人，未孕前應進行檢查及治療，做到戒煙戒酒，對預防該病有重要意義。注意休息，消除緊張情緒，去除一切引起子宮收縮的誘因，如房事不節、重複的婦科檢查，以及便祕、腹瀉、咳嗽、嘔吐等增加腹壓的因素。

大蔥熱熨治療妊娠小便不通暢

妊娠期間，小便不通，甚至小腹脹急疼痛，心煩不得臥，稱為「妊娠小便不通」。產科檢查一般小腹部有壓痛。

中醫認為，本病的病因病機主要是胎氣下墜，壓迫膀胱，以致膀胱氣化不利，水道不通，尿不得出。有氣虛、腎虛兩大原因。氣虛：素體虛弱，中氣不足，隨著胎兒逐漸增大，壓迫膀胱，尿不得出。腎虛：素體腎氣不足，胎胞下墜，壓迫膀胱，或腎虛不能溫煦膀胱化氣行水，故小便不通。

氣虛型

妊娠期間小便不通，或頻數量少，小腹脹急疼痛，坐臥不安。伴隨面色白，精神疲倦，頭重眩暈，短氣懶言，大便不爽。此時宜補氣健脾，升陷舉胎。

腎虛型

妊娠期間小便頻數不暢，繼則閉而不通，小腹脹滿而痛，坐臥不寧。畏寒肢冷，腰腿酸軟。此時應該溫腎扶陽，化氣行水。

妊娠期間若出現小便不通，可用帶鬚大蔥（青蔥）熱熨下腹部。原料：大蔥（連鬚）500克。

作法：洗淨蔥，用手截斷，稍微搗爛，放入鍋內炒熱，分兩次輪流使用，每次250克。用布或毛巾包裹，熱熨下腹部，每次30分鐘。

本病患者若治療及時，預後較佳。若失治誤治，病邪乘虛而入，容易變生他病。臨產時小便不通，脹大的膀胱會影響胎兒下降而致難產。所以本病在藥物針灸治療無效時應導尿解急，以免影響分娩及變生他症。

穴位按摩治療妊娠腹痛

一般患者來門診找我看病的時候，能用針灸治療的我一般選擇針灸治療，因為針灸治療大部分能達成手到病除的效果，不僅減少了患者的痛苦，還能增加患者的信心。針灸完之後有必要開方子的，我才會繼續開方子治療。一次門診來了一位妊娠腹痛的女士，第一胎懷孕5個月，出現左側少腹隱痛的感覺，痛覺時斷時續。患者擔心影響胎兒正常發育，遂前來求治。當時我按摩她雙側的曲泉穴兩分鐘，疼痛立即得到緩解。

妊娠期間小腹疼痛反復發作，稱為妊娠腹痛。本病因為胞脈阻滯、氣血運行不暢所致，故又稱為胞阻。主要表現為小腹隱隱作痛或小腹冷痛，或小腹連及胸脅脹痛，一般疼痛程度不甚。

妊娠腹痛類似於西醫的先兆流產，原因複雜，具體可由內分泌異常、免疫功能異常，嚴重營養缺乏，不良習慣如吸煙、酗酒、過量飲用咖啡等因素造成。

中醫認為，本病因胞脈阻滯或失養，氣血運行不暢，不通則痛。因為虛、寒、瘀的不同導致胞脈瘀阻。血虛，素體血虛或失血過多，或脾虛化源不足，孕後血聚養胎，血少而氣行不暢，遲滯而痛。虛寒，素體陽虛，寒凝氣血運行不暢，或因陽虛胞脈失於溫煦，不榮則痛。氣滯，肝臟喜條達，若孕婦素性情志抑鬱，孕後情志所傷，氣鬱則血行不暢，胞脈受阻，不通則痛。

血虛型

孕後小腹綿綿作痛，伴隨面色萎黃，頭暈目眩，心悸怔忡。舌淡紅，苔薄白。此時需補血養血，止痛安胎。

虛寒型

妊娠期間小腹冷痛，伴隨形寒肢冷，面色白，納少便溏，舌質暗，苔薄白。此時需暖宮止痛，養血安胎。

氣滯型

孕後胸脅脹滿疼痛，兩脅為甚，伴隨噯氣嘆息，心煩易怒，舌象一般正常。此時需疏肝解鬱，理氣止痛。

若出現妊娠腹痛，在確保無大礙的前提下自己按揉穴位，肝經兩側的曲泉穴、胃經兩側的下巨虛穴都可以有效緩解妊娠腹痛。每個穴位按摩5分鐘，基本都會有很好的治療效果。

妊娠期間孕婦不可妄用補藥，尤其不可妄用補氣藥，因為懷孕期間氣弱血旺更易保胎，血弱氣旺容易導致胎動不安。所以若是因虛弱導致妊娠腹痛，最好在醫生指導下合理運用補益藥物。

妊娠腹痛，病在胞脈，尚未損及胎元，一般病情較輕，預後良好。若失治或處理不當，會損及胎元導致胎動不安甚至小產。孕後要保持心情舒暢，避風寒，禁食生冷，禁房事，並保持大便暢通。

橘皮竹茹湯治療妊娠嘔吐

我曾在門診接待過一位患者，26歲，北京人，一胎妊娠懷孕45天。

當時患者自訴孕吐劇烈，並且頭暈目眩，不能進食，若勉強進食，食後又會狂吐，幾乎連膽汁都要吐出來。所以她懷孕後不僅沒有發胖，反而輕了6公斤，已經被折磨得筋疲力盡，甚至有終止妊娠的想法。就診時我看她精神非常差，當時給予針灸治療，並給她開了橘皮竹茹湯。一週後患者複診，說自己孕吐次數明顯減少。效不更方，囑咐患者繼續服用原方。

孕期嘔吐又稱為妊娠惡阻。如妊娠早期出現挑食、厭食、輕微噁心、頭暈倦怠等症狀，稱為早孕反應，一般不需治療，三個月後可自行緩解。

現代醫學對妊娠惡阻病因還未研究清楚，猜測其和人絨毛膜促性腺激素（HCG）值的增高、精神緊張以及幽門螺旋桿菌的感染和維生素缺乏，尤其是缺乏維生素B_1有關。

中醫認為，惡阻發生主因是胃弱，主要病機是衝脈之氣上逆犯胃，胃失和降，因孕後胎元初凝，血聚養胎，胞宮內實，沖氣偏旺，沖氣犯胃上逆所致。具體原因包括脾胃虛弱與肝胃不和。

脾胃虛弱，孕後經血不瀉，衝脈之氣較盛。衝脈上逆犯胃，胃失和降，反隨衝脈上逆而嘔惡；或脾虛痰盛，衝脈攜痰濕上逆而嘔惡。肝胃不和，平素性情急躁易怒，肝火偏旺，孕後血聚養胎，衝脈氣盛，衝脈攜肝火上逆犯胃，胃失和降而嘔惡。

脾胃虛弱型

主要表現為妊娠嘔吐不食，嘔吐食物或清水痰涎，神疲倦怠。舌質一般表現為色淡，舌苔一般為白厚苔。此時需要健脾和胃，降逆止嘔。

肝胃不和型

主要表現為嘔吐酸水，胸悶脹痛，伴隨有頭暈頭脹，煩渴口苦。舌象一般表現為舌質紅，胎薄黃。此時需要抑肝和胃，降逆止嘔。

小妙方：橘皮竹茹湯

【原料】橘皮、鮮竹茹各15克，紅棗5枚，生薑24克，甘草6克，人參3克。

【作法】水煎內服。
【功效】此方為張仲景方書《金匱要略》上的方子，更適合胃虛導致的劇烈嘔吐，若患者拿捏不準，需要在醫生的建議下衡量自己適不適合此方。

妊娠以後最重要的是調暢情志，保持心情舒暢，飲食禁辛辣、油膩，不可盲目追求過高營養，以免損傷胃氣。

百合合歡茶治療妊娠情緒煩躁

妊娠期間出現煩悶不安、鬱鬱不樂或煩躁易怒等現象，中醫稱為「妊娠心煩」，亦稱為「子煩」。主要表現為妊娠期間，無特殊原因的情況下，出現心煩不安、鬱鬱寡歡、煩躁易怒的症狀，孕期檢查一般無異常發現。

在現代醫學看來，妊娠心煩屬於女性懷孕期間常見的心理問題。研究發現，內分泌改變是妊娠期發生心理異常的直接原因。從受精到胎盤形成的妊娠早期，以垂體為主的內分泌系統發生較大的變化，這種變化每一個孕婦都是共同的，但不是每一位孕婦都會出現心理異常的現象，它的發生與個體的遺傳素質（精神病家族史者）、個體特徵（以自我為中心、情緒不穩定、好強求全、固執、人際關係緊張）、負面生活事件等社會心理因素密切相關。

中醫認為，妊娠心煩主要是火熱上乘，所謂「無熱不成煩」。但又有陰虛、痰火的不同。陰虛：素體陰血不足，孕後血聚養胎，陰血更虧，心火偏亢，熱擾心胸而致心煩。痰火：素有痰飲內積，孕後陽氣偏亢，陽熱內盛，痰熱互結，上擾心胸而致心煩。

陰虛型

主要表現為妊娠心中煩悶，坐臥不寧，或午後潮熱，手足心熱，口乾咽燥，渴不多飲，小便短黃。舌象一般表現為舌質紅，苔薄黃而乾或無苔。此時需要養陰清熱，安神除煩。

痰火型

主要表現為妊娠心胸煩悶，頭暈心悸，胸脘滿悶，噁心嘔吐。舌象一般表現為舌質紅苔黃而膩。此時需要清熱滌痰，安神除煩。

小妙方：百合合歡茶

【原料】百合15克，合歡花3克。

【作法】洗淨百合，同合歡花一起放入茶杯中，沖適量沸水，悶泡15分鐘。代茶飲。

【功效】妊娠心煩。

此方可養陰潤肺，清心寧神。用於虛煩驚悸、失眠多夢。但是對於濕熱證或素體痰濕過剩者不宜飲用。百合為藥食兼用的滋補佳品，因其「數十片相累，狀如白蓮花，百片合成」而名。其性甘寒滑利，養陰清熱，能入心經，具有寧心安神的作用。合歡，作用正如其名，《神農本草經》記載，「合歡……可令人歡樂無憂」，最適合治療心情煩躁等相關症狀。

本病預後良好，但若治療不及時，或調護不當，可導致陰血虧虛，火熱更甚，肝陽上亢而出現子暈之變。若有妊娠心煩，平時飲食宜清淡，少食辛辣滋膩助熱之品，情志宜舒暢，忌惱怒發火，勞逸要適度，使氣血周流，防止氣滯痰瘀。

玉米鬚飲治療妊娠腫脹

看娛樂新聞的時候，無意中瞥見「天王嫂」昆淩說平時會喝玉米鬚煮的水，還說因為自己比較容易水腫，所以減肥時都會喝玉米鬚飲。怪不得昆淩嫁給周杰倫後不見了之前的嬰兒肥，即使是懷孕期間全身也不會長肉和水腫，身型依然纖細。

言歸正傳，以前我也接診過一位患者，朱小姐，27歲，一胎妊娠7個月。全身水腫，下肢尤甚，每日到下午會明顯感覺鞋子發緊，褲子發緊，下肢沉重不便。她的皮膚水腫透亮，按之不起。中藥處方一週後複診發現水腫明顯減輕，囑咐其後期食療鞏固，並同時按摩陰陵泉穴和太溪穴。

妊娠後肢體面目發生腫脹者，稱為「妊娠腫脹」。腫脹會發生在不同的部位，如在妊娠7、8月以後，只見腳部浮腫，無其他不適者，為妊娠晚期常有現象，可不必治療，產後自消。

手腳浮腫主要是由於妊娠子宮增大，壓迫靜脈，造成靜脈回流受阻，屬於生理性的，不必擔心。水腫會隨著孕週增大而嚴重，這種現象在孕期相當普遍，腳掌、腳踝、小腿是最常出現水腫的部位，有時候甚至臉部也會出現輕微腫脹，越接近預產期越嚴重，如果再碰上天熱，腫脹更明顯。輕度腫脹屬正常，但如果伴隨高血壓及蛋白尿，就有罹患妊娠高血壓的危險，必須做好產檢並充分配合醫生。

中醫認為，本病主要是脾腎陽虛造成的。素體脾腎陽虛，腎陽虛不能化氣行水，脾陽虛不能運化水濕，以致水濕泛溢肌膚而為腫脹。

脾虛型

主要表現為妊娠數月，面目四肢浮腫，皮薄而光亮，按之凹陷。伴隨有胸悶氣短、食慾缺乏、大便溏薄。舌象表現為舌質胖嫩，苔薄白，邊有齒痕。此時應該健脾理氣，行水消腫。

腎虛型

主要表現為孕後數月，面浮肢腫，下肢尤甚，按之沒指。伴隨有心悸氣短，下肢逆冷，腰膝酸軟。舌象一般表現為舌質淡，苔白滑。此時需要溫陽化氣，行水消腫。

氣滯型

主要表現為妊娠三個月後，先由腳腫，漸及於腿，皮色不變，隨按隨起。伴隨有頭暈脹痛，胸悶脅脹，食少腹脹。此時需要理氣行滯，化濕消腫。

所以本病常見脾虛、腎虛、氣滯三種證候。要注意三者的區別：脾腎虛導致的腫脹，皮薄光亮，壓痕明顯；氣滯濕鬱導致的腫脹，皮色不變，壓痕不明顯。利水化濕的同時遵循「治病安胎並舉」的原則，以免治療的時候傷胎。

小妙方：玉米鬚飲

【原料】玉米鬚30克，生黃芪15克，陳皮10克，生薑皮10克。

【作法】水煎服。無明顯水腫不宜使用。

【功效】適用於妊娠腫脹。健脾益氣，利水消腫。

單純妊娠腫脹經過及時治療，預後良好。若腫脹嚴重並伴有高血壓、蛋白尿，則可發展為子癇或子暈，預後較差。所以，應做好孕期保健，定期測量血壓，攝入充足蛋白質、維生素等營養食物，做到低鹽飲食，睡覺時以左側臥位為佳。

針灸、食療治療妊娠咳嗽

妊娠咳嗽又名子嗽，指妊娠期間咳嗽甚至經久不已者，總屬中醫學咳嗽的範疇。若久咳不癒，精神倦怠，形體消瘦，潮熱盜汗，痰中帶血，則屬癆咳，俗稱「抱兒癆」。西醫妊娠期間合併上呼吸道感染、急慢性支氣管炎、肺炎等可參考本病，但須注意將肺結核等病及時鑒別。中醫學認為咳嗽的病因不外乎外感與內傷兩大類，子嗽多以內傷咳嗽為主。若咳嗽加劇或久咳不癒，對孕婦和胎兒均會造成不良後果。咳嗽時由於腹壓增高，可導致孕婦出現尿失禁，影響其生活品質，或可導致胎動不安、墮胎、小產的不良妊娠結局。

本病以妊娠期間咳嗽不止或劇烈咳嗽為主症，病位在肺。中醫認為咳不離於肺，也不止於肺；肺不傷不咳，脾不傷不久咳。妊娠咳嗽，久咳不已。病變部位在肺，關係到脾，總與肺、脾有關。肺為嬌臟，不耐寒熱。若素體陰虛，孕後血聚養胎，肺津失養，肺燥津傷，失於清肅，氣逆而咳；若脾胃素虛，孕後氣以載胎，脾氣重虛，脾虛濕聚，土不生金，痰飲射肺，而致咳嗽痰多，久咳不癒。治療須治病與安胎並舉，用藥亦當顧護胎元，外感咳嗽宣散發表之劑不可過用，以免耗傷肺氣，劫傷肺陰，傷及胎元，而犯虛虛之戒。根據病勢緩急、病程長短、咳嗽及咳痰特點，結合舌脈兼證，辨證論治，因孕期特殊生理緣故，一般較平常咳嗽難以治癒，但中藥治療作用平緩，療效顯著，大多預後良好。

陰虛肺燥型

症狀是妊娠咳嗽，乾咳少痰或痰中夾血絲，咽乾口燥，手足心熱，大便乾結，苔薄舌紅，脈細滑數。治以養陰潤肺，止咳安胎。可選用養陰清肺口服液或止咳橘紅丸、金果飲口服液、川貝枇杷糖漿、百合固金丸、枇杷葉膏。

脾虛痰濕型

症狀是妊娠咳嗽，痰咯不爽，痰黏，胸悶氣促，喘而不得臥，苔白膩，舌質偏淡，脈濡滑。治以健脾除濕，化痰止咳。可選用六君子丸配合複方鮮竹瀝液、二陳丸。

本病因咳嗽發生於妊娠期間，須注意胎孕情況，治療時必須治病與安胎並舉，須慎用過於降氣、豁痰、滑利的礙胎藥物。孕婦應適量進食清淡、涼潤、滋補肺陰的食物，如松子、山藥、豆漿、雞蛋、豬肺等，忌煙酒、辛燥酸辣和油膩黏滯的食物，以免耗傷肺陰。

小妙方：玉參燜鴨

【原料】玉竹50克，北沙參50克，老鴨1隻，蔥、生薑、味精、鹽各適量。

【作法】老鴨洗淨放砂鍋內，放入北沙參、玉竹，加水適量，先用武火燒沸，再用文火燜煮1小時以上，燜至鴨肉熟爛，放入調料。飲湯吃肉，1日中分數次食用。

【功效】滋陰潤肺，生津止咳。適宜妊娠期陰虛肺燥之久咳者食用。

小妙方：核桃仁豌豆泥

【原料】鮮豌豆500克，核桃仁100克，藕粉50克，白糖適量，植物油150克（實耗30克）。

【作法】鮮豌豆清水浸泡4小時，沸水煮爛，撈出，搗成細泥。冷水倒入藕粉中調成稀糊；核桃仁用水稍泡片刻，去皮，用溫熱植物油炸透撈出，稍冷，剁成細末。鍋內放水燒沸，加入白糖、豌豆泥，攪勻，煮沸後將調好的藕粉緩緩倒入，勾成稀糊，撒上核桃末即成。

【功效】此菜甜香，軟糯，適宜妊娠咳嗽者食用，常食能強身、使胎兒神經系統正常發育。

針灸療法：運用三穴五針法治療妊娠咳嗽，穴位選用大椎、風門穴、肺俞，取1.5×0.25長針直刺大椎穴；1.0×0.25短針直刺風門穴、肺俞穴，起針後即選用3個3號的玻璃火罐，分別拔在大椎穴、風門穴、肺俞穴，留罐10分鐘，每日治療1次，3次為1療程。大椎穴解表通陽，清熱祛風，可治療感冒，是宣通肺氣、止咳平喘之要穴。咳嗽病位在肺，肺俞穴為肺的背俞穴，是肺臟經氣輸注之處，可調理肺臟功能，統治呼吸系統內傷外感之疾。風門穴善治一切風寒引起的咳嗽哮喘，有祛邪止咳平喘、預防感冒之功效。拔罐有祛邪除濕、清熱解毒、行氣解閉之功效。

妊娠咳嗽可用蘇子30克、白芥子30克、杏仁10克，將以上三味藥物搗爛泥膏，平攤在第三至第七胸椎上面，再用熱水袋熱敷30分鐘以上，每天敷2到3次。

妊娠咳嗽應清肺宣肺潤肺並舉，兼顧健脾補腎安胎，同時注意情緒、飲食、勞逸對孕婦的影響。妊娠期間應當勞逸結合，過度勞力及勞神易損耗機體之氣，並應節制情慾以防房勞過度、耗氣傷精而致胎漏。相反，過度安逸也易引起氣滯血瘀而影響胎兒發育。應將顧護胎元始終貫穿治療妊娠咳嗽的始終，尤其是妊娠早期，更應注重護胎、安胎。

芹菜蛋羹治療妊娠失音

黃帝問曰：「人有重身，九月而瘖，此為何也？」岐伯對曰：「胞之絡脈絕也。」帝曰：「何以言之？」岐伯曰：「胞絡者繫於腎，少陰之脈貫腎繫舌本，故不能言。」帝曰：「治之奈何？」岐伯曰：「無治也，當十月復。」

因妊娠而出現聲音嘶啞，甚或不能出聲音，稱作「子瘖」，又稱「妊娠失音」「妊娠不語」，或「啞胎」。發病機理主要是腎陰不足。因音出於喉，發於舌本，腎脈循喉嚨而繫舌本，如患者素體腎陰不足，懷孕以後，陰血養胎，則腎陰益虛，津液不能上榮舌本而致失音。本病多發生在妊娠9個月左右，且較罕見。如無其他症狀，一般不需治療，待分娩後，胞絡通，腎水上濟舌本，其音自復。若除聲音嘶啞的主症，還出現顴紅，頭暈耳鳴，掌心灼熱，心悸而煩，大便乾燥，小便短赤，舌質紅、苔光剝，脈細數等腎陰不足的兼症，可選用六味地黃丸治療。或者出現嗆咳氣逆，顴紅潮熱，盜汗失眠，舌紅少苔，脈細滑數等陰虛肺燥的兼症，可選用清燥救肺東加生地黃、玄參治療。又或者出現形體壯實、面色如常、喉間有痰、胸悶不舒、小腹作脹、苔薄膩、脈弦滑等氣實證的兼症，可選用瘦胎撻氣飲治療。

《馮兆張醫學全書》：「婦人重身，九月而瘖者，胞之絡脈絕也，無治，當十月復。謂人之受孕，一月肝經養胎，二月膽經養胎，三月心經養胎，四月小腸經養胎，五月脾經養胎，六月胃經養胎，七月肺經養胎，八月大腸經養胎，九月腎經養胎，十月膀胱經養胎，先陰經而後陽經，始於木，終於水，以五行之相生言也。然以理推之，十二經之脈，晝夜流行無間，無日無時而不共養胎氣也，必無分經養胎之理。今曰九月而瘖，時至九月，兒體已長，胞宮之絡脈，繫於腎經者，阻絕不通，故間有之。蓋腎經之脈，上繫舌本，脈道阻絕，則不能言，故十月分娩後，而自能言，不必加治，治之當補心腎。」因此，孕婦要注意滋補腎陰，多食銀耳、百合、黑芝麻、西洋參、玉竹等食品或滋補品。除此之外，還要注意飲食清淡，避免香燥，勿過服溫熱保胎之品，避免過勞傷氣導致邪氣入肺，呼吸道不暢。

小妙方：芹菜蛋羹

【材料】芹菜、麵粉、濃肉湯、雞蛋黃適量。

【作法】將新鮮芹菜清洗乾淨後切段放入鍋中爆炒，加入適量清水煎煮，隨後加入準備好的麵粉以及濃肉湯，最後放入雞蛋黃即可起鍋。

【功效】芹菜對於保健腎臟有非常好的作用，雞蛋黃和肉湯的搭配可以使蛋白質比較容易吸收，健胃效果比較好。

妊娠失音患者注意事項

保護咽喉：孕期注意避免長時間講話，應多喝溫開水，保持咽喉濕潤。

戒煙酒，控飲食：孕期勿抽煙、飲酒，勿吃辛辣油炸類食物，如濃茶、咖啡、辣椒、巧克力、冷飲等。

充分休息：孕期睡眠要充足，注意按時作息。

少用藥物：喉糖、羅漢果、枇杷膏等，能稍微緩解症狀，但不可過度依賴。

三方治療妊娠小便淋漓

妊娠期間小便頻數滴瀝疼痛者，稱為「子淋」，亦稱「妊娠小便淋痛」。《醫宗金鑒．婦科心法要訣》云：「孕婦小便頻數窘澀，點滴疼痛，名曰子淋。」多為腎虛與膀胱蘊熱所致。如《諸病源候論》云：「淋者，腎虛膀胱熱也。腎虛不能制水，則小便數也；膀胱熱則水行澀，澀而且數，淋瀝不宣。妊娠之人，胞系於腎，腎患虛熱成淋，故謂子淋也。」本病治療，以清熱利小便為主，但當辨其虛實。虛者則宜養陰清熱，實者則宜泄熱通淋。

西醫婦產科學認為小便頻、急、疼痛是尿路感染的常見症狀，尤其是下尿路感染（膀胱炎、尿道炎）的主要臨床表現。女性發病率明顯高於男性，男女比率為1：9。研究表明，女性自出生後隨年齡增長，尿路感染發病率大約每10年增加1％，15~30歲達高峰。妊娠期由於生理及解剖變化，如孕酮分泌增多，使輸尿管張力降低，蠕動減弱，增大之子宮壓迫輸尿管與膀胱，使尿流不暢，細菌容易繁殖，故使妊娠期尿路感染的發病率明顯高於非妊娠期，可造成流產、早產、死胎、敗血症，甚至誘發急性腎衰竭。而且某些治療藥品對胎兒有一定影響，治療受到一定限制。所以要十分重視防治孕期患尿路感染。

腎陰虧虛型

素體陰虧，腎氣不足，孕後陰血愈虧，陰虛火旺，下移膀胱，灼傷津液，則小便淋漓澀痛。症狀是妊娠數月，尿急頻數，淋漓灼痛，色深黃。形體消瘦，顴紅潮熱，五心煩熱，苔薄少津，舌質紅，脈細滑數。

心火偏亢型

血聚養胎，陰不濟陽，心火偏亢，熱移膀胱。症狀是妊娠期間尿急尿病，淋漓不爽，尿色黃，面赤心煩，口舌生瘡，口苦，舌尖紅，脈細滑數。

濕熱下注型

攝生不慎，濕熱蘊結，下注膀胱，灼傷津液，氣化失常，發為小便淋痛。症狀是妊娠期間突發小便頻短澀痛，納呆胸悶，尿黃赤，大便秘結，苔黃膩，舌質紅，脈滑數。

小妙方：竹葉粥

【原料】鮮竹葉30～45克（乾品15～30克或淡竹葉30～60克），生石膏30克，白米100克，砂糖少許。
【作法】洗淨鮮竹葉，同生石膏加水煎汁，去渣，放進白米煮成粥。每日食2～3次。
【功效】適用於心火偏亢之子淋。

小妙方：熟地黃粥

【原料】熟地黃20～30克，小薊10～15克，白米100克，冰糖適量。
【作法】熟地黃、小薊煎汁去渣，與白米同煮成粥，調入冰糖，日分2次服。
【功效】適用於陰虛子淋。

小妙方：馬齒莧汁

【原料】馬齒莧一把，適量白糖。
【作法】新鮮馬齒莧洗淨後，絞取汁液，加入適量白糖，每日服3次，連服3～5天。
【功效】適用於濕熱子淋。

婦女妊娠後由於生理改變，容易出現泌尿系統病變，故預防極為重要。勞逸適度，勿過久蹲、站，應保持伸展舒適。尿路刺激症狀明顯或伴發熱血尿者，應臥床休息。多選左側臥位，有利減少妊娠子宮對輸尿管、膀胱的壓迫，使尿液引流通暢。

保持心情愉快，以防木鬱化火，剋犯脾土致生濕熱。

忌食辛辣甘膩之物以防助濕生熱，傷耗陰精。同時也禁食辛辣肥甘之物，要多食新鮮菜果、多飲水，及時排尿，若攝入量不足可打點滴以補充水分，使尿量保持在2000毫升以上，對尿路可起到沖洗引流作用。

注意保持外陰清潔，採用正確的便後擦肛門的方式（由前向後擦）。每天用溫開水清洗外陰，或遵醫囑以藥液外洗。房事有節，防止病邪乘機侵入及腎氣耗損。

鯉魚粥治療胎萎不長

胎萎不長是指妊娠4、5個月之後，胎兒生長遲緩，孕婦腹形明顯小於妊娠月分者的病證，又稱妊娠胎萎燥、胎不長、胎不長養。少數胎萎不長患者雖經治療而癒，但患病之後胎元受損，可能導致超過預產期數日始分娩。若病情嚴重，施治無效或失治、誤治，可導致胎死母腹或墮胎小產。此相當於現代醫學的胎兒宮內生長遲緩（IUGR），即胎兒宮內發育遲緩，指胎兒出生體重低於同胎齡平均體重的第十個百分位或兩個標準差。如果胎齡已達37週，新生兒體重低於2.5千克，也稱為胎兒宮內發育遲緩。

本病多由氣血虛弱，孕婦素體氣血不足，或因孕後胎漏胎動不安，下血日久耗傷氣血，或因脾胃虛弱，孕後為飲食勞倦重傷而化源不足，以致血海不充，胎失所養，因而生長遲緩，發為胎萎不長。如《婦人良方》所說「因有宿疾，或因失調，以致臟腑虛損，氣血虛弱而胎不長」；或由孕婦素體陽氣不足，孕後過食生冷寒涼之物戕伐陽氣，使陽氣愈虛，陰寒內盛，臟腑生化失調，胞臟失於陽氣之溫煦，子宮寒冷，則胎失所養而生長遲緩；或由孕婦素體陽盛，或因孕後情志過激，肝氣鬱而化火，或因孕期調攝失宜，過服辛辣燥烈的食物或辛熱暖宮藥物，以致邪熱內盛犯於衝任灼傷陰血，胎為熱邪所傷而致不長。

在西醫觀點中，胎兒體重差異40％來自雙親的遺傳因素，且以孕婦的遺傳因素影響較大，與孕婦孕前體重、妊娠時年齡以及胎產次相關。如孕前體重低於54公斤，妊娠時體重過輕或過重，發生胎兒宮內發育遲緩的機會均增高。孕婦營養不良，特別是蛋白質和能量供應不足，長期低氧血症或氧轉運能力低下，妊娠合併腎臟疾病，嚴重貧血、嚴重心臟病、妊娠高血壓綜合症，慢性高血壓等各種慢性血管疾病，影響子宮及胎盤的血流及功能，導致胎兒營養不良，免疫性疾病、內分泌疾病、感染性疾病時均可影響胎兒生長發育。此外，孕婦吸煙、酗酒、濫用藥物等不良嗜好以及社會狀態、經濟條件較差時，胎兒宮內發育遲緩的發生機會也增多。

腎氣虧損型

素稟腎虛，或孕後房事不節，損傷腎氣，胎氣內系於腎，腎精不足，胎失所養而生長遲緩，遂致胎萎不長。主要證候是妊娠腹形小於妊娠月分，胎兒存活，頭暈耳鳴，腰膝酸軟，或形寒畏冷，手足不溫，倦怠無力，舌淡，苔白，脈沉細。

氣血虛弱型

素體氣血不足，或孕後惡阻較重，氣血化源不足，或胎漏下血日久耗傷氣血，衝任氣血不足，胎失所養，以致胎萎不長。主要證候是妊娠腹形小於妊娠月分，胎兒存活，身體羸弱，頭暈心悸，少氣懶言，面色蒼白，舌淡，苔少，脈細弱。

陰虛血熱型

孕婦素體陰虛，或久病失血傷陰，或孕後過服辛辣食物及辛熱暖宮藥物，以致邪熱灼傷陰血，胎為邪熱所傷，又失陰血的濡養，因而發生胎萎不長。主要證候是妊娠腹形小於妊娠月分，胎兒存活，顴赤唇紅，手足心熱，煩躁不安，口乾喜飲，舌紅而乾，脈細數。

小妙方：鯉魚粥

【材料】鯉魚５００克，糯米１００克，阿膠50克，蔥、薑、鹽、橘皮各適量。

【作法】洗淨鯉魚，與蔥、薑、橘皮、鹽一同放入砂鍋內，加入清水１０００毫升熬湯，去骨後保留原汁。糯米淘洗乾淨，與阿膠先炒一下一同入鍋，用文火熬煮成粥。

【功效】補氣養血，安胎。適用於因氣血不足引起的胎萎不長、胎動不安和妊娠浮腫。

治療本病，大多用飲食調理，資助血氣生化以養胎始，助其母氣，補脾益腎，滋其化源。如宋代陳自明提出：「當治其疾，益其氣血，則胎自長。」清代名醫蕭慎齋曰：「總以健脾扶胃為長養之本。」《張氏醫通》亦說「胎之生發雖主乎腎肝，而長養實關乎脾土」，主張「治胎氣不長，必用八珍、十全、歸脾、補中之類，助其母氣以長胎」。

為了儘量減少發生胎萎不長，孕婦還應做到重視預防與攝生。攝生防病是優孕的重要環節。中醫預防攝生的理論系統早在《黃帝內經．素問》即有詳盡論述。一般而言，孕婦在整個妊娠期中應遵守十六字訣：「天人相應，形神兼養，動靜結合，重視攝生。」也就是說，要注意「和於陰陽，調於四時」，

「虛邪賊風，避之有時」，還要注意形體、精神、飲食的調養，以使精充血足，氣機調暢，衝任二脈盛通，胎兒在母腹內方能健康成長。此外還要重視圍生期檢查，圍生期檢查是早發現、早診斷、早治療胎萎不長的重要步驟。凡屬高危妊娠之孕婦應有意識地提早、定期做好圍生期檢查，並在醫生科學的指導下完成或終止妊娠。

總之，治療胎萎不長關鍵在於早期識別診斷，獲取足夠的時間進行治療。特別是在胎兒生長發育最快階段，查明原因，辨證論治，是能獲奇效的。同時，孕婦亦應「移情易性」，保證氣暢血調，衝任安適，使胎兒健康生長發育。

艾灸治療胎位不正

所謂胎位，就是胎兒在子宮內的位置和姿勢，這直接關係到孕婦是順產還是難產，處理不好會影響孕婦和寶貝的健康，甚至可能造成母親和寶貝的生命危險。我們知道，子宮內的胎兒是浸泡在羊水中的，由於胎頭比胎體重，所以胎兒絕大多數都是頭下臀上的位置。正常的胎位不但頭朝下，而且胎頭俯屈，枕骨在前，呈趴著的姿勢，分娩時枕部最先進入骨盆，醫學上稱之為「枕前位」，也就是俗稱的「趴著生」，這種胎位才是正常的胎位，分娩一般比較順利。

胎位不正指妊娠30週後經產前檢查發現，胎兒在子宮體內的位置不正，呈臀位、橫位、枕後位、顏面位等，其中以臀位最為多見，常見於經產婦或腹壁松弛者。胎位不正將給分娩帶來程度不同的困難和危險，故早期矯正胎位對預防難產有重要意義。

婦人以血為主，孕婦氣血充沛，氣機順暢則血和，血和則胎安而產順。腎主生長、發育，內系胞宮，若孕婦先天不足，或房勞多產，腎氣不足，而轉胎無力；或素體虛弱，正氣不足，神疲肢軟，而無力促胎轉正；或平素過度安逸，體肥脂厚，或感受寒邪，寒凝血滯，均致氣不運行，血不流暢，氣滯血瘀；或懷孕驚恐氣怯，肝氣鬱滯，氣機不暢，而致胎位不正。其病機主要是腎氣不足、氣血虛弱及氣滯血瘀。治療應調理氣血，使氣行則血行，血行則氣暢，氣血通暢而胎位自然轉正。然胞脈者系於腎，補氣血的同時要固腎，則胎固氣順。

腎虛寒凝型

孕婦腎（陽）氣虛，衝任失固，無以安胎系胞，則胎動不易固定，形成胎位不正。主要症狀是妊娠後期，胎位不正，形弱體瘦，面色白，神疲倦怠，腰酸腹冷，舌淡、苔薄白，脈滑無力。

氣血虛弱型

孕婦素體虛弱，氣血不足，無力促胎調轉，以致胎位不正。主要證候是妊娠後期，胎位不正，精神疲倦，氣短懶言，小腹下墜，面色白，舌淡苔白，脈滑緩。

肝鬱氣滯型

孕婦肝鬱不舒，氣機升降失調，胎氣不能暢達，而致胎位不正。主要證候是妊娠後期，胎位不正，伴見脅肋脹痛，時輕時重，精神抑鬱，胸悶噯氣，苔薄微膩，脈弦滑。

胎位不正在不同的懷孕週數有不同的發生率。懷孕5個月時，約有33％的胎兒屬於胎位不正；8個月時，胎位不正的發生率下降至8.8％；到了懷孕9個月時，只有5％左右的孕婦被診斷為胎位不正。這表示，在懷孕中期發現胎位不正的胎兒，大多會在足月時轉變為正常胎位。通常，懷孕7個月前發現的胎位不正，只要注意觀察即可。因為在妊娠30週前，胎兒相對子宮來說還小，而且母親宮內羊水較多，胎兒有活動的餘地，會自行矯正胎位，在孕30週後大多能自然轉為「頭位」。然而一般而言，妊娠32週以後，寶寶生長迅速，羊水相對減少，此時胎寶寶的姿勢和位置相對固定。所以在孕32週以後，如果胎兒還是「胎位不正」，基本上就等於確定了，當然也不排除極少數胎兒來個「意外之舉」。所以胎位不正最合適的矯正時間為孕30～32週。在孕期，胎位不正不會對母兒帶來不良影響，但它是造成難產的常見因素之一。

胸膝臥位：在妊娠28週前，可以做胸膝臥位操矯正，即孕婦保持頭低臀高姿勢。做胸膝臥位前應自解小便，松解褲帶。孕婦可跪在硬板床上，胸部墊一個枕頭，將兩手前臂上屈，頭部放在床上轉向一側，臀部與大腿成直角。每日可做2～3次，每次10～15分鐘。一週後複查。這是一種借改變胎兒重心，促使胎兒轉為頭位的方法，優點是不需要任何條件和設備，只要在家持續練就行，缺點是練習時孕婦可能出現腰酸、頭暈、噁心等現象，常不能繼續。

艾灸療法：至陰穴屬足太陽膀胱經穴，腎經脈氣始接之處，刺激至陰穴能激發膀胱經經氣，調整腎經經氣，使陰陽平衡，又可沿腎經循行傳遞所受資訊至腹部胞宮，維繫和調達胞宮氣血，從而矯正胎位。現代醫學也證明灸至陰穴可興奮垂體—腎上腺皮質系統，從而增強胎兒的活動，有助於胎位的自轉而達到矯正胎位的目的。

治療時讓孕婦取仰臥位，屈膝，因為此時是腹壁最放鬆的時候。施治者用點燃的艾條對準孕婦兩側足小趾外側約0.1寸（約一根韭菜葉的寬度）至陰穴處施灸，以孕婦覺足小趾外側溫熱但不灼痛為度。每次15～20分鐘，每天施灸1～2次，胎位轉正即停止。此方法雖好，但並非人人適用。一般來說，應在孕6個月以後進行，因為6個月以前的胎位不正可能會自行轉過去。另外如有臍帶繞頸、羊水少、腹壁過緊等情況，也不易矯正胎位。

如果在孕32～34週時，胎兒仍未轉向，醫生就要考慮為孕婦實行胎位外轉術，讓胎兒翻轉，使孕婦能順利分娩。胎位外轉術有一定的風險性，操作時，可能導致臍帶纏繞或胎盤早剝。

透骨伸筋草治療產後身痛

門診來過一位患者讓我印象非常深刻。當時正值夏天，天氣很熱，可這位患者穿著厚厚的衣服，和周圍身穿短褲短袖的患者形成強烈對比。患者32歲，北京人，北京某著名汽車公司職員，自訴產後揮汗如雨，持續兩個月，並且周身疼痛不適。當時她身體非常虛弱，就診過程中不停出虛汗，並且說話有氣無力，形容自己「全身沒有一處不痛，怕冷、怕風，天氣再熱，只要有風就覺得風往骨頭裡鑽」。當時我給她中藥內服，同時囑咐回家用中藥泡澡。治療兩週，患者再次就診時，病情已減輕大半，精氣神明顯好轉。

產婦在產褥期內出現肢體關節酸痛、麻木、重著者，稱為「產後身痛」或「產後痛風」，民間稱為「月子病」。婦科檢查一般無異常發現，主要表現為關節活動不利，或關節腫脹，局部紅、腫、灼熱。

中醫認為，本病的發生與產褥期的生理有關。產後氣血虛，風寒濕邪侵入，或產後餘血未淨導致肢體關節疼痛。具體可分為血虛、風寒和血瘀三種類型。

血虛型

主要表現為產後關節酸痛，肢體麻木，伴隨頭暈心悸，面色萎黃。舌象一般表現為舌質淡紅，苔薄。此時需要補血益氣，活絡止痛。

風寒型

主要表現為產後遍身關節疼痛，屈伸不利，或痛無定處，或冷痛劇烈，或肢體關節腫脹，重著麻木，畏寒惡風。舌象一般表現為舌質淡，苔薄白。此時需要養血祛風、散寒除濕。

血瘀型

主要表現為產後遍身疼痛或刺痛，四肢關節屈伸不利，按之痛甚。惡露量少，色黑有紫塊，小腹疼痛拒按。舌象一般表現為舌質紫黯，苔薄白。此時需要養血活血，化瘀通絡。

產後身痛可選擇用中藥泡澡的方式治療。原料：透骨草、伸筋草、桑枝、威靈仙、海桐皮、艾葉各15克。作法：水煎泡澡，每日1劑。功效：祛風除濕，通痹止痛。此方主要適用於實證引起的疼痛，比如血瘀型和風寒型，不太適用於血虛導致的產後身痛。

本病多發於冬春嚴寒季節，與產後虛、瘀有關，若及時治療，大多可以治癒。本病以預防為主，注意產後護理、慎起居、避風寒、注意保暖、避免居住在寒冷潮濕的環境中。飲食宜多服用補益氣血之品，忌生冷油膩寒涼。總之，使氣血周流，身痛自癒。

按摩、外用法、食療治療產後大便難

產後大便艱澀，或數日不解，或便時乾燥疼痛、難以排出者，稱「產後大便難」，也屬新產三病之一，早在《金匱要略．婦人產後病脈證治》中即有記載。

本病發生的機理主要是產後亡血傷津，腸道失潤。由於分娩失血，營血驟虛，汗出傷陰，津液虧耗，不能濡潤大腸，以致腸燥便艱。《陳素庵婦科補解・產後大便秘結方論》云：「產後大便閉結者，由產後去血過多，津液乾涸，腸胃燥結，是以大便閉。」或因素體陰血不足，產後陰血重虛，陰虛火盛，內灼津液，津少液虧，腸道失於滋潤，大便燥而不行。或因素稟氣虛，因產傷血耗氣，氣傷則元氣不足，無力推送大便，便結腸中，壅滯不下。

從此可見，本病發病因素有三：一是因產失血、汗出所致的血虛津虧；二是陰虛火盛；三是元氣虧虛。其中尤以血虛為最主要，與產時產後的出血多少、產程長短、是否順利等有直接關係，體質因素亦有一定影響。同時，三個因素可互為因果：陰血虧虛，虛熱內生；邪熱內灼，津液耗損；元氣虧虛，輸送無力，大便結滯，越結越燥，且氣虛無以生血，營血愈虧，以至惡性循環。嚴重者可致腑氣不通，濁氣不降，症情頗急。

治療本病以養血潤燥為主，根據氣陰血偏虛程度，或兼有內熱或陽明腑實之異而隨證變通。《婦人大全良方》云：「產後大便秘澀，因腸胃虛竭，津液不足。」治療當顧及產後體虛津虧的特點，以養血潤腸為主，不宜妄投苦寒通下之劑，徒傷中氣。如《校注婦人良方》薛己按：「產後大便秘澀，若計其日期，飲食已多，即用藥通之，禍在反掌之間矣。必待其腹滿覺脹，欲去不能者，乃結在大腸，宜用豬膽汁潤之。若服苦寒疏通，反傷中氣，通而不止，或成他證。」

血虛津虧型

可見產後大便乾燥，或數日不解，腹無脹痛，伴面色萎黃，皮膚不潤，心悸失眠，舌質淡，苔薄白，脈細。治宜養血潤燥，方選益血潤腸丸、五仁丸。

氣虛失運型

可見產後數日不解大便，時有便意，臨廁努責乏力，大便不堅，汗出短氣，便後倦怠尤甚，舌質淡，苔薄白，脈虛緩。治宜益氣通便，養血潤燥，方選黃芪湯、補中益氣湯、八珍湯等。

陰虛火燥型

可見產後數日不解大便，解時艱澀，大便堅結伴顴赤咽乾，五心煩熱，脘中痞滿，腹部脹痛，小便黃赤，舌質紅，苔薄黃，脈細數。治宜滋陰清熱，潤腸通便，方選潤腸湯合小承氣湯、兩地湯合麻子仁丸。

小妙方：核桃芝麻大米粥

【材料】核桃仁30克，黑芝麻30克，糯米100克。

【作法】核桃仁研細末，與黑芝麻、糯米煮粥，隨意飲服，每日1劑。

【功效】適用於產後營血虛弱。

小妙方：菠菜豬血湯

【材料】菠菜500克，豬血250克。

【作法】上兩味水煮，連湯服，隔日或每日1次。

【功效】適用於產後陰虧血虛，腸燥便難。

小妙方：芝麻黃芪蜂蜜糊

【材料】黑芝麻60克，黃芪20克，蜂蜜適量。
【作法】黑芝麻搗爛磨成糊狀，煮熟後調蜂蜜、黃芪煎水去渣沖服。
【功效】適用於產後氣虛便祕。

按摩：用雙手各1指以適當的壓力按揉迎香穴5～10分鐘，或將手指向四周移動擴大面積，致局部產生酸脹而產生便意。迎香穴為手陽明大腸經止穴，與足陽明胃經交接，乃多氣多血之經，揉之可使氣血流暢，正氣得複，腸蠕動增強而產生便意。

外用：以大黃為末，用開水調成糊狀填入肚臍，屬虛證者用熟地黃切片覆蓋，屬熱證用生地黃片覆蓋，外以橡皮膏固定，3天一換。

蜜煎導法：蜂蜜60克，微水緩煎，時時攪動，熬如膠飴狀，稍冷後，撚如錠狀，勿使冷透，趁溫熱時，納入肛門內。

豬膽汁導法：取豬膽1枚，傾汁入碗內，加醋30～60克，攪勻，灌入肛門內。

現代醫學認為，產後因臥床休息過多，活動少，腹肌及盆底肌鬆弛，腸道蠕動減弱，加之有些產婦飲食習慣不良，恣嗜辣、薑、精細米麵等，少食新鮮蔬菜、水果，或產後因會陰部傷口疼痛等忍解大便，均可引起大便秘結。大便在腸內停滯時間越長，腸壁重吸收水分越多，大便就越乾燥、越難解，所以要養成每天定時排便的習慣。

產後食物應以易消化的半流質為主，足量補充新鮮蔬菜，可適量食用加溫後的香蕉、梨子等水果，服用蜂蜜，在恢復排便前不要過早進補。有條件者可將水果榨汁，適當加溫後飲用，既不破壞維生素，又容易為產婦接受。剖腹產術者應於肛門排氣後增加飲食量，切忌過早進食過多甜食、雞蛋等不易消化的食物，飲用牛奶者以飲無糖牛奶為宜。

一粥一菜治療產後發熱

產後發熱，產科病症之一，出自《醫學綱目》。表現為產婦分娩後持續發熱，或突然高熱，並伴有其他症狀。產後1～2天內，由於產婦陰血驟虛，營衛暫時失調，常有輕微的發熱，其熱不治即退，屬生理性發熱。亦有在產後3～4天泌乳期間有低熱，俗稱「蒸乳」，乳通而熱自退，均不屬本病範疇。若產後發熱持續不退，或突然出現高熱者，則應視為產後發熱。

西醫學的產褥感染屬產後發熱的範疇。產褥感染是分娩後生殖器官的感染，又稱「產褥熱」。產婦分娩後產道創傷，如宮腔內、子宮頸、陰道、外陰都留下多少不等的創面，加之產婦因為身體虛弱、貧血、營養不良、慢性消耗性疾病、某些局部病灶或產前產後出血等原因，均可使機體抵抗力降低，使細菌入侵生殖器官而導致感染。如處理不及時，可引起敗血症、膿毒血症、中毒性休克而危及患者生命，是導致產婦死亡的重要原因之一，故應高度重視。此外，產後合併上呼吸道感染、肺部感染、尿路感染及中暑等，均可導致產後發熱，臨症時應詳加分析，正確診治。

產後發熱的病因病機主要有感染邪毒，入裡化熱外邪襲表，營衛不和陰血驟虛，陽氣外散敗血停滯，營衛不通。正如張景岳指出：「產後發熱有風寒外感而熱者，有邪火內盛而熱者，有水虧陰虛而熱者，有因產勞倦虛煩而熱者，有失血過多頭暈悶亂煩熱者，諸證不同，治當辨察。」引起產後發熱的病因很多，根據產後發熱的主要病因病機，臨床常分為四個類型，即感染邪毒、血瘀、血虛、外感。

感染邪毒型

產後耗傷氣血，血室正開，產時接生不慎，或產後護理不潔，或因不禁房事，致使邪毒乘虛而入，直犯胞宮，稽留於衝任、胞脈，入裡化熱，而致發熱。症見高熱，口渴，汗出，腹痛拒按，甚則神昏譫語，皮膚出癍疹。治宜清熱解毒、活血化瘀。

血瘀型

產後血室正開，感受寒邪，或情致不遂，瘀血內停，瘀阻衝任，惡露不下，敗血停滯，阻礙氣機，營衛不和，因而發熱。症見寒熱時作，惡露不下或甚少，所下腥臭有塊，色紫黯，小腹脹痛拒按，宜養血逐瘀、解熱。

血虛型

素體血虛，營陰本弱，或產時產後血去過多，陰血暴虛，陰不斂陽，陽無所附，以致虛陽越浮於外，而令發熱。症見微熱，頭暈，心悸或腹痛綿綿。治宜補氣血，調營衛。

外感型

產後耗傷氣血，百脈空虛，滕理不密，衛陽不固，以致風寒暑熱之邪乘虛而入，正邪相爭，營衛不和，因而發熱。症見惡寒發熱，頭痛，肢體疼痛，無汗或咳嗽流涕。治宜養血祛風為主。

小妙方：綠豆芽

【原料】綠豆芽400克，酒5克，香油10克，鹽、白糖、味精適量。

【作法】綠豆芽去根洗淨，放沸水鍋內燙熟撈出，用涼開水過冷，瀝乾水裝盤內。酒、香油、鹽、白糖、味精放碗內，調勻澆在綠豆芽上，當菜常食。

【功效】適用於產後高熱寒戰，胃納不佳，低熱自汗，口渴心煩。

小妙方：百合綠豆薏苡仁粥

【原料】鮮百合100克，綠豆25克，薏苡仁50克，白糖適量。

【作法】鮮百合掰成瓣，撕去內膜，用鹽輕捏一下，洗淨。綠豆、薏苡仁加水煮至半熟，加百合，用文火燜至酥如粥狀，加白糖，每日1～2次，每次1碗。

【功效】適用於產後高熱或低熱不退，納呆口渴，尿少色黃。

產後感染引起的發熱，是產後發熱中最為常見的，起病於產後24小時至10天以內，患者主要症狀為高熱、寒戰，產婦出現頭痛、身痛、小腹疼痛，惡露量可從正常至較多，顏色紫黯，有腥臭味。如去婦科檢查，可見會陰、陰道及宮頸紅腫。如炎症發展嚴重，可能波及內生殖器，出現腹肌緊張等急腹症症狀。以清熱解毒、活血祛瘀為基本治療原則。孕婦可多食藕、小麥、豬肝、淡菜、銀魚、鯽魚等食物。

產後發熱重點在於預防及調護，要做好產前檢查及孕期衛生指導，產前若患有貧血、營養不良、急性外陰炎、陰道炎和宮頸炎，應及時治療。妊娠兩個月後禁止性生活和盆浴。儘量避免不必要的陰道檢查。

臨產時應儘量進食和飲水，宮縮間隙抓緊時間休息，避免過度疲勞，接生者應嚴格執行無菌操作。對於有胎膜早破、產程延長、軟產道損傷和產後出血者，除對症治療外，還應給予抗生素預防感染。

產後要注意衛生，保持會陰清潔，盡可能早些下床活動，以促進子宮收縮和排出惡露。產褥期加強營養以增強身體抵抗力。

發熱期間應多飲水，高熱時要吃流質或半流質食物。必要時可採用酒精擦體降溫，但不能隨意用退熱藥，以免掩蓋病情而延誤治療。

推拿、食療治療產後排尿異常

婦女產後小便點滴漏下，甚則閉塞不通，或產後不能如意約束小便而自遺，統稱為產後排尿異常。

產後排尿異常主要表現為排尿困難，小腹脹急，坐臥不安或小便頻數，甚者小便不能自控而遺出，如果是產傷所致，小便淋漓並夾有血絲。

尿液的正常排出，有賴於膀胱氣化的調節。《素問．靈蘭秘典論》云：「膀胱者，州都之官，津液藏焉，氣化則能出矣。」又《素問．宣明五氣論》云：「膀胱不利為癃，不約為遺溺。」然而膀胱之氣化功能即排出和約束尿液的正常，又有賴肺、脾、腎的調節。肺主氣，通調水道，為水之上源，且津液經肺的肅降而下輸至腎、膀胱化為尿液。脾主中氣，運化水液，轉輸於肺。腎為水臟，司二便，與膀胱互為表裡，為水之下關。膀胱尿液能利能約的正常，與肺氣的通調、脾氣的轉輸和腎氣的開司水液機能的正常協調息息相關。若肺、脾、腎三臟的功能失常波及膀胱，或因膀胱自身受傷及致病因素的影響，便可發生產後排尿異常。

產後排尿異常主要包括小便不通和小便失禁，是由肺腎兩虛、膀胱氣化失司或產傷膀胱失約所致。病機主要是膀胱氣化失職，可由於產後肺氣虛，不能通調水道；或腎陽不足，命門火衰，膀胱失於氣化或溫化而致小便不通或小便失禁。此外，產傷也能造成膀胱失約，小便淋漓不淨。產後小便不通，辨證雖有虛、實之別，但僅因膀胱內尿液瀦留，小便排出受阻，故總以「通利小便」為治。虛者當補氣溫陽，化氣行水，以助膀胱氣化正常，但補虛之時，應佐用通利之品，以助尿液排出；實者清熱化瘀，理氣行水，以使膀胱氣化通利。但臨床又應注意產後耗氣傷津，酌情選用補氣與養陰的藥物以防祛邪傷正。

氣虛型

素體虛弱，肺、脾氣虛，更因產時耗氣傷血，或產後飲食不節，勞倦傷脾，肺脾之氣益虛，上不能通調水道，下輸膀胱，中虛不能升清降濁轉輸水液，小便因之失常。《靈樞．口問篇》指出：「中氣不足，溲便為之變。」

腎虛型

腎與膀胱相表裡，經脈連屬，水道相通。素體腎虛，復因產時勞傷腎氣，腎陽不足，命門火衰，即「無陽則陰無以生」，致膀胱氣化無權，排溺異常。或因腎陰虧虛，復因產時產後亡血傷津，使津液燥竭，「無陰則陽無以化」，亦可致膀胱氣化失職而出現排尿異常。

膀胱損傷型

接生不慎，或難產手術損傷膀胱，亦有因滯產、難產胎壓膀胱歷時過久，使膀胱瘀鬱破潰者。膀胱損傷、破潰則排尿異常。如《諸病源候論．婦人產後病諸候下》指出：「因產用力，傷於膀胱，而冷氣入胞囊，胞囊缺漏，不禁小便，故遺尿，多因產難所致。」主要表現是產後小便不能約束而自遺，或排尿淋漓挾有血絲。

小妙方：豬肉炒香菇

【原料】香菇100克，豬瘦肉100克，黃酒5克，白糖、味精、鹽、太白粉、香油、醬油各適量。

【作法】洗淨香菇，清水泡發，豬瘦肉切成薄肉片。另用小碗把黃酒、白糖、醬油、味精、鹽、太白粉調成芡汁。食油下鍋後，把肉片和香菇同時下鍋，旺火爆炒15分鐘，隨後倒入芡汁再翻炒，淋上香油，佐餐食用。

【功效】適用於氣虛之產後小便失禁。

小妙方：狗肉黑豆湯

【原料】狗肉*50克，黑豆50克，桑螵蛸、益智仁各10克，鹽、薑各適量。

【作法】狗肉切成小塊，與黑豆加水燉至豆爛肉熟，桑螵蛸、益智仁煎水取汁，加入湯中，以鹽、薑調味。分2次吃。

【功效】適用於腎陽不足之產後小便頻數及失禁。

小妙方：豬脬益智仁湯

【原料】益智仁30克，桑螵蛸15克，豬脬1具，鹽適量。

【作法】洗淨益智仁、桑螵蛸，用紗布包好，與洗淨的豬脬同放砂鍋內燉熟，棄藥包，調入鹽，食肉飲湯，每日1劑。

【功效】適用於膀胱損傷所致產後排尿異常。

推拿療法

肺腎虛：患者坐位，醫者以雙手拇指點按肺俞、膀胱俞、腎俞。再囑患者仰臥位，施用晨籠解罩法，點按膻中，施用運運顫顫法，點按關元；施用提拿足三陰法，點按委中、足三里、三陰交。

產傷：患者坐位，醫者以雙手拇指點按脾俞、膀胱俞。囑患者仰臥位，施用提拿足三陰法，點按三陰交、足三里。

要預防產後發熱，孕婦應加強孕期保健，維護身體健康。做好產前檢查，預防難產。正確處理各產程，努力提高接生品質和難產手術操作水準，以防止盆底組織、生殖道及尿道損傷。重視外陰清潔，勤換會陰墊和內褲，暫禁房事，避免邪氣入脬發生本病或變生他病。以往有慢性尿路感染病史者，應做預防性治療，以防復發。產後要注意休息，不宜過食肥甘，保持心情舒暢。

一粥一湯治療產後蓐勞

產後虛損失治，病勢日進，虛弱喘乏，寒熱如瘧，稱為「蓐勞」。如《聖濟總錄．產後門》指出：「產蓐之後，食飲起居，失於常度，使血氣不得其養，若血虛則發熱。氣虛則發寒，血氣俱虛，則寒熱更作。日漸羸瘦，故為蓐勞。」本病主因，乃產後氣血虧損，加之不慎起居，寒溫乖違，不禁房事，飲食不節，情志內傷。本病證情頗類肺系疾患，屬產後病重證。治宜健脾扶正為主，使飲食增進，能耐藥力，然後調其榮衛，補其虛損，日趨痊癒。

在產後蓐勞諸多症狀中，部分症狀如低熱、咳喘、乏力、盜汗、納減消瘦等，可能是西醫學之肺結核、結核性胸膜炎以及結核性盆腔炎等疾病的一般症狀（或結核性疾病後期所出現的虛損證候呈現於產

＊註：台灣《動保法》規定禁食狗肉，此純為中醫說法，僅供參考。

褥期間，而劃歸在產後蓐勞的範疇之中），故中醫藥診治產後蓐勞時，應根據上述疾病的表現結合辨病辨證，以期獲得最為妥當的處理。又因蓐勞是婦女在產褥中虛損成勞的疾病，就中醫虛勞的範圍，幾乎涉及西醫各個系統的疾病，包括自身免疫功能低下或免疫功能穩定失調、內分泌腺體功能紊亂、造血功能障礙、代謝紊亂、營養缺乏、神經功能低落或過分抑制（非保護性）引起的疾病，以及其他器官系統功能衰退性疾病。

產後蓐勞可因其素體的差別，分娩時亡血傷津耗氣以及產後調攝失誤而導致心、肝、脾、肺、腎功能嚴重衰退、氣血虛乏、陰陽失調。由於本病是機體虛損成勞，而「五臟之真，惟腎為根」，「五臟之傷，窮必及腎」，又「四臟相移，必歸脾腎」，故在產後蓐勞的病理中，脾、腎的虛損可由他臟的虛損導致，同時脾、腎的虛損又可加重他臟的虛損而發生多臟同病、纏綿難癒的結果。不過本病雖以虛為主，亦應留心氣虛、氣滯而繼發瘀阻，陰虛肺燥而有癆蟲作祟的虛中夾實病理。

肺脾氣虛型

產前素體氣虛，復因分娩耗氣，或產時耗氣過多，產後勞倦過度，飲食不節，致成肺氣虛弱，脾氣不健，肺脾氣虛久未康復而成產後蓐勞。證見產褥期中，面色白，身倦懶言，動則短氣，甚則呼吸喘息，欲咳無力，語音低弱，易感風寒，寒熱如疾，時時自汗，缺乏食慾，食後脘腹脹滿，或有面浮肢腫，大便稀溏。舌質淡，苔白，脈虛弱。

肺腎陰虛型

素體腎陰不足，陰虛熱邪灼肺，肺虛而腎失資生之源，腎陰更乏，又腎陰不足，心肝火旺，火熱灼肺，肺陰更虛。亦有當產後正氣不足，陰精耗損之時，癆蟲乘虛入侵肺臟，繼而陰虛火旺更甚，並可加劇虛損而發展為脾腎、氣血、陰陽乃至臟腑俱虛，使產後蓐勞更為加重。證見產褥期中，口乾唇燥，乾咳無痰，或痰少而黏，時而痰中帶血或咯血，骨蒸潮熱，手足心熱，頭暈耳鳴，腰膝酸軟，顴紅唇赤，大便燥結，小便黃少。舌質紅，少苔或無苔，脈虛細而數。

心肝血虛型

因肝血不足而肝氣鬱結使脾土受累，又導致脾胃受納運化障礙而營血虛少，久虛難食而成產後蓐勞。證見產褥期中，心悸怔忡，驚惕，失眠多夢，頭暈健忘，目眩耳鳴，面色萎黃，唇甲色淡，筋脈拘急。舌質淡白，脈細弱。

肝腎陰虛型

肝氣鬱久化火，肝陰被劫，進而加重腎陰虛從而導致肝腎陰虛，久虛難複而成產後蓐勞。證見產褥期中，眩暈，頭痛，耳鳴，急躁易怒，心煩，失眠多夢，口燥咽乾，顴紅，盜汗，骨蒸潮熱，腰膝酸痛，尿少色黃，大便乾結，舌質紅，苔少，脈細數。

脾腎陽虛型

素體脾胃本虛，產時耗氣，產後飲食失宜復又損胃，以致脾失健運而難以滋養先天腎精，精少則氣弱，無陰則陽無以化而終至脾腎陽虛，虛而難復則成產後蓐勞。證見產褥期中，神疲身倦，少氣懶言，畏寒喜暖，四肢不溫，飲食減少，腰膝冷痛，大便溏泄，或自覺腹中冷涼，泄瀉清谷，小便頻數或失禁，或尿少浮腫，帶下清冷量多，舌質淡白胖嫩，苔白滑，脈沉遲細弱。

小妙方：二母團魚湯

【原料】鱉1隻，知母15克，貝母15克，銀柴胡15克，甜杏仁15克，鹽適量。

【作法】上幾味加水適量，同煎煮至鱉肉熟。食肉飲湯。可加鹽少許調味。也可將餘藥焙研為末，以鱉的骨、甲煎湯，取汁合丸服。

【功效】鱉即甲魚。此湯適用於肺腎陰虛型產後蓐勞。

小妙方：肉蓯蓉羊肉粥

【原料】肉蓯蓉50克，羊肉２００克，鹿角膠15克，白米15克，鹽、薑各適量。

【作法】肉蓯蓉煎水取汁，羊肉切細，溶化鹿角膠。以肉蓯蓉汁同羊肉、白米煮粥，粥熟時放入鹿角膠煮沸，加鹽、薑調味。分2次吃。

【功效】適用於脾腎陽虛型產後蓐勞。

三七雞湯治療產後血崩

從接生起到胎兒娩出後2小時內出血量達到或超過400毫升，或至胎兒娩出後24小時內出血量達到或超過500毫升為早期產後出血。24小時後至產褥期末所發生的陰道大出血，為晚期產後出血或產褥期出血，中醫學統稱之為產後血崩。《素問·陰陽別論》：「陰虛陽搏謂之崩。」王冰注曰：「陰脈不足，陽脈盛搏，則內崩而血下流。」按《黃帝內經》原義，崩乃泛指婦科血崩證。

本病基本相當於西醫學的產後出血，它與產後宮縮乏力、軟產道損傷、胎盤胎膜部分殘留、凝血功能障礙有關，若救治不及時，可引起虛脫，甚至危及產婦的生命，故為產後危急重證之一。如系胎盤、胎膜部分殘留宮內，或軟產道損傷所引起的產後陰道大量出血，應及時手術止血。

產後血崩多責氣虛或血瘀。產婦素體虛弱或產程過長，產時用力耗氣，損傷衝任、胞脈，或產傷出血，耗損元氣，以致氣不攝血，導致產後出血。產時血室正開，六淫、七情易傷胞脈與血相結，氣鬱血滯；或產程過長勞累耗氣，運血無力，餘血留滯成瘀；或產時處理不當，導致惡血內留新血難安。上述種種原因均可造成瘀血內阻。衝任不暢，血不歸經，也是產後血崩的原因之一。治療應著重止血，特別是暴崩欲脫之時。但止血非專事固澀，應依據病情，採用補虛、行瘀、清熱等法，根據「治病必求其本」的精神，隨證治之。

西醫認為，本病的原因包括子宮收縮乏力，胎盤因素，產道損傷，剖腹產術後出血，產婦凝血功能障礙以及有關的全身疾病和產科併發症。這些致病原因常互相影響，互為因果，其中子宮收縮乏力居首位。以上種種原因，凡影響子宮肌纖維強烈收縮、干擾肌纖維之間血管壓迫閉塞和導致凝血功能障礙的因素均可引起產後出血。短期內大量出血可導致休克、產後感染，並可繼發腎衰竭或垂體功能減退，在中國是造成產婦死亡的第一位原因。

氣虛型

因產氣虛，衝任不固，統攝無權，故令陰道大量出血。主要證候是新產後突然陰道大量出血，血色鮮紅，頭暈目眩，心悸怔忡，氣短懶言，肢冷汗出，面色蒼白，舌淡，脈虛數。治宜補氣固沖，攝血止崩。

血瘀型

瘀血內阻，新血難安，血不歸經而妄行，故陰道大量下血。主要證候是新產後突然陰道大量下血，夾有血塊，小腹疼痛拒按，血塊下後腹痛減輕，舌淡黯或有瘀點，脈沉澀。治宜活血祛瘀，理血歸經。

產傷型

由於急產、難產損傷軟產道，經脈破損，故使陰道大量下血，持續不止。主要證候是新產後突然陰道大量下血，血色鮮紅，持續不止，軟產道有裂傷，面色蒼白，舌淡，苔薄，脈細數。治宜益氣養血，生肌固經。

小妙方：三七雞湯

【原料】生三七末6克，童子雞1隻，45度米酒200毫升，鹽適量。

【作法】童子雞切成小塊，放燉盅內，加冷開水2小碗，隔水燉3小時，鹽調味。每日用雞湯送服三七末2克，飲酒，並食雞肉，一日分2～3次食完。

【功效】三七甘，微苦，微溫，能活血祛瘀止痛；米酒辛、溫，行血通絡，以助三七祛瘀止痛；童子雞補中氣。本湯逐瘀止痛之同時，又兼顧產後體虛，適用於產後血崩者。瘀血內留所致之產後腹痛者也可食。

刮痧療法

患者取臥位，術者首先在刮治部位塗以活血化瘀作用的刮痧介質，然後以中等力度刮胸部穴位3～5分鐘，刮至局部出現痧痕為好。繼刮手部穴位，刮至局部潮紅。然後患者轉側臥位，術者以較重力度刮背部穴位，刮至局部痧痕顯現。具體穴位如下：

背部：膈俞穴、肝俞穴。頭面部：人中穴。腹部：陰交穴、氣海穴、關元穴、中極穴。上肢部：支溝穴。

如何預防產後血崩

暫時不準備生育的夫妻一定要注意避孕，儘量少做人工流產，以減少分娩時發生胎盤粘連。

加強產檢、保健；患有嚴重血液系統疾病不宜妊娠者，應及早行人工流產；合併肝炎者，應積極保肝治療，孕中期開始服用小劑量鐵劑，預防發生孕期貧血。產程進展緩慢已有宮縮乏力者，除常規胎肩娩出後給宮縮劑，產後應持續給予小劑量促宮縮的藥物，以減少發生產後血崩。

加強產程的觀察、處理，避免發生急產，防止軟產道裂傷，提高接生技術，防止出現嚴重會陰裂傷。產後應仔細檢查胎盤，及時發現胎盤殘留，避免因之而導致宮縮力差，產後出血增加。鑒於產後血崩多發生在產後24小時內，應加強這一階段陰道出血的觀察，當然也不能忽略產後2小時以後陰道出血的情況。陰道出血多時應及時查明原因，進行護理。

在產褥期，仍有極少數人會發生子宮大出血，醫學上稱為晚期產後出血，較少見，一旦發生對孕婦危害嚴重。晚期產後出血多數是因為胎盤、胎膜殘留，胎盤附著部位子宮復舊不全或子宮內膜復舊不全。另外，剖腹產後切口感染、縫合不佳者亦有可能發生晚期產後出血，遇到這種情況，應及時就醫，仔細查找原因，給予恰當處理。

一粥一湯治療產後血暈

產婦分娩後突然頭暈目眩，不能起坐，或心胸滿悶，噁心嘔吐，痰湧氣急，心煩不安，甚則口噤神昏，不省人事，稱產後血暈。「暈」，指昏眩、昏厥。「血暈」即因產後失血過多、停瘀或氣血虛脫引起的上述症狀。本病為產後危急重證之一，多發生於分娩後數小時內，若不及時搶救，或處理不當，可瞬即導致產婦死亡，或因氣血虛衰而變生他疾。產後出血引起虛脫、休克，妊娠合併心臟病產後心衰，或羊水栓塞等病證，均可呈現血暈諸候。

本病病因不外虛脫、實閉兩端。其多因產程過長、產後失血過多、陰血暴亡、營陰下奪、孤陽上冒、氣隨血脫、血不養心、心神失守所致；也有因產後寒邪乘虛內侵，血為寒凝，瘀滯不行，惡露澀少，血瘀氣逆，擾亂心神，而致血暈。本病雖有虛實之分，但以產後出血過多、心神失養之虛證多見，且更為危重。

現代研究認為，導致新產後虛脫、休克的主要原因有產後出血、羊水栓塞、產科瀰漫性血管內凝血。其中以產後出血最常見，多因產後子宮收縮乏力、胎盤滯留、產道損傷、剖腹產後子宮切口癒合不良、子宮血管開放及凝血功能障礙所致。這些原因往往相互交織，互相影響，引起產後大出血，進而很快導致失血性休克。但有少數產婦在沒有出血或分娩創傷的情況下突然發生休克，稱產科休克，多因產後血管舒縮性虛脫或血清低鈉高鉀引起，臨證時當注意區別。

血虛氣脫型

心主神志，產婦素體氣血不足，分娩時或產後出血過多，血不養心，心失所養，神不守舍。氣隨血脫，營陰下奪，發為厥脫危候。主要證候是產後出血過多，突然昏暈，面色蒼白，心悸憒悶，漸至昏不知人，四肢厥冷，冷汗淋漓，手撒眼閉口開，舌淡少苔或無苔，脈微欲絕或浮大而虛。

血瘀氣逆型

產後體虛，感受寒邪，餘血濁液為寒邪凝滯，當下不下，瘀滯不行，血瘀氣逆，並走於上，擾亂心神。主要證候是產後惡露不下，或下亦甚少，小腹陣痛拒按，漸至心下滿悶，氣粗喘促，進而不省人事，兩手握拳，牙關緊閉，面色、唇舌紫黯，脈澀。

小妙方：桂圓棗仁芡實湯

【原料】桂圓肉10克，芡實12克，炒棗仁10克。

【作法】桂圓肉、芡實、炒棗仁共入鍋中，水煎，去渣取汁飲服，每日1劑，連服5天。

【功效】適用於血虛氣脫而致血暈。

小妙方：桃仁粥

【原料】桃仁15克，白米50克，紅糖適量。

【作法】桃仁搗爛，加水浸泡，去渣留汁。白米煮粥，待粥半熟時加入桃仁和少許紅糖，燉至粥熟即可，每日晨起食之。

【功效】適用於瘀阻氣閉型血暈。

產後血暈為產後危急重證之一，若不及時搶救，危及產婦生命。目前對產後血暈的救治，中藥參照「血證」「厥證」「脫證」治療方法，可予獨參湯頻服或靜脈點滴參附針及生脈注射液，針灸常用穴位有湧泉穴、足三里穴、人中穴等，也可加刺內關穴、合谷穴，並灸百會穴。耳針可取交感穴、心穴、腎上腺穴、皮質下穴等耳部穴位，予強刺激並留針。

本病為產科領域中一種最突出的緊急情況，一旦發生，必須積極採用綜合性治療方法，在常規抗休克治療如平臥位、吸氧、迅速建立多個靜脈通道、補充血容量、升壓、矯正酸中毒等綜合措施的同時，積極針對病因施治。如因產後出血過多導致產後血暈，治療休克時，要迅速找出造成產後出血過多的原因。若因產後子宮收縮乏力所致，當按摩子宮，刺激宮縮，給予宮縮劑，如縮宮素、麥角新鹼、益母草注射液皮下或靜脈注射，幫助子宮收縮止血，或宮腔紗布填塞止血；若因胎盤組織殘留，當迅速清宮止血；若因軟產道損傷而致產後出血，當迅速縫合止血；若因剖腹產後大出血，考慮子宮下段切口裂開，出血量多者，同時行子宮次全切除術；若產後持續出血不止，檢測血ＨＣＧ持續不正常，當高度懷疑有無滋養間葉細胞疾病致子宮穿孔的可能性，一經診斷明確，立即行子宮切除術。

本病多由產後出血發展而來，故防治產後出血是預防血暈的主要措施，要做好孕期保健，對不宜繼續妊娠且患有產後出血可能之併發症者，應及早終止妊娠；對雙胎、羊水過多、妊娠高血壓綜合症等有可能發生產後出血的孕婦，或有產後出血史、剖腹史者，應擇期住院待產；應及早處理胎盤早剝，注意避免發生凝血功能障礙。

正確處理分娩三個產程，仔細觀測出血量，認真檢查胎盤、胎膜是否完整，有無殘留。如有軟產道損傷，應及時縫合。

產後2小時內，注意子宮收縮、陰道出血情況，以及膀胱是否充盈脹滿，同時也要觀察血壓、脈搏及全身情況。

如產後出血量多，須迅速查明出血原因，有針對性地進行治療。

藏紅花茶治療產後惡露不絕

門診來過一位老患者，盧女士。說她是老患者是因為她經常來找我看病，從調月經到備孕，到懷孕，到生產，每次有問題都會來門診找我調理。其實盧女士本身並不老，才25歲。這次是產後一個月，惡露不盡。患者生產時選擇自然產，可能惡露並沒有排淨，來我處就診時陰道出血，腥味很重，呈現血塊狀，顏色非常深。當時我給她按照產後惡露不絕來調理。

產後惡露持續3週以上仍淋漓不淨者，稱為「惡露不絕」，又稱「惡露不盡」。產婦新產後，胞宮內遺留的餘血濁液通過陰道排出者稱為惡露。正常惡露，初為紅色，繼則逐漸變淡，且無特殊臭味，持續3週左右乾淨。若持續3週仍淋漓不淨則視作異常。

婦科檢查可知，產後惡露不絕者子宮較正常產褥者同期之子宮大而軟，或伴有壓痛，宮口鬆弛，有血塊及殘留組織。

中醫認為，本病主要是衝任不固、氣血運行失常所致，主因為氣虛、血熱、血瘀三者。

氣虛型

主要表現為產後惡露過期不止，量多淋漓不斷，色淡紅，質清稀，無臭味。伴隨有面白神疲，四肢無力，氣短懶言，舌象一般為舌淡紅，苔薄白。此時應該補血養血，攝血止血。

血熱型

主要表現為產後惡露過期不止，量較多，色紫紅，質黏稠，有臭味。伴隨有面色潮紅，口燥咽乾。舌象一般表現為舌質紅，苔黃。此時應該養陰清熱，涼血止血。

血瘀型

主要表現為產後惡露淋漓，滯澀不暢，量少紫黯有塊，小腹疼痛拒按。舌象一般表現為舌紫黯。此時需要祛瘀生新，理血歸經。

本病的辨證應注意寒熱虛實，如量多、無臭味多為氣虛，量多、有臭味多為血熱，色紫黯、有瘀塊多為血瘀。

小妙方：藏紅花茶

【原料】藏紅花1克，荷葉3克，生蒲黃3克，當歸5克。

【作法】開水沖泡，代茶飲用，每日2～3次。血虛者禁用。

【功效】活血通經，散瘀止痛。本方以活血散瘀藥為主，對於血瘀導致的惡露不絕最為適用，但不太適合氣虛導致的惡露不絕。

本病為產後常見病，治療及時，多能治癒，若遷延日久，可導致血虛陰竭，引起產後感染。應加強產後護理，保持外陰清潔，禁止盆浴及性生活，臥床休息時應保持半臥位，有利排出惡露。

三方治療缺乳、回乳

產婦在哺乳期內，乳汁甚少或全無稱為「缺乳」，亦稱為「乳汁不行」。缺乳多發生在產後兩、三天至一週內，也可發生在整個哺乳期。母乳中含有多種免疫物質，對提高新生兒的免疫能力十分重要，亦含有豐富的營養物質，為促進嬰兒發育，應提倡餵養母乳。

過早添加配方奶或其他食品是造成奶水不足的主要原因之一。由於嬰兒已經吃了其他食物，並不感覺饑餓，便自動減少吸奶時間，如此一來，乳汁便會自動調節減少產量。餵食時間過短，哺喂的次數少，或者每次餵食時間短等，都會造成母奶產量減少。事實上，哺喂母乳不必有固定時間表，嬰兒餓了就可以吃。大約2～3週、6週以及3個月左右，是嬰兒較為快速的生長階段，此時嬰兒會頻頻要求吸奶，這可說是嬰兒本能地在增加產婦的奶水產量，若在此時添加其他食物，反而會妨礙奶水的增加。

產婦平日應該多注意營養，不宜過度減輕體重，以免影響乳汁分泌。最好多食用富含蛋白質的食物，進食適量的液體，並注意營養是否均衡。有時產婦已經恢復上班，便用擠乳器擠出母乳餵食嬰兒，沒想到卻越擠越少，那是因為大多數人工擠乳器並不像嬰兒的嘴那般具有增加母乳產量的能力。產婦若吃含雌激素的避孕藥，或因疾病正接受某些藥物治療，有時會影響泌乳量，此時應避免使用這些藥物，就診時，應告知醫生自己正在喂母乳。為人母的工作十分耗費精神及體力，建議產婦們放鬆心情，多找時間休息，從而緩解暫時奶水不足的現象。

乳汁由氣血化生，賴肝氣的疏泄與調節。故中醫認為，本病的主要病機是氣血化源的不足與肝氣鬱結，乳汁壅滯不行。氣血虛弱：脾胃虛弱，復因產時失血耗氣，氣血虧虛，生活之源不足，不能化生乳汁，因而乳汁甚少或全無。肝鬱氣滯：情志抑鬱，肝失條達，氣血不暢，經脈滯澀，阻礙乳汁運行，因而乳少或全無。

乳汁不足，證有虛實。乳房柔軟，無脹痛，多為虛證。乳房脹硬而痛，多為實證。

氣血虛弱型

產後乳汁甚少或全無，乳汁稀薄，乳房柔軟無脹感。伴隨面色少華，神疲食少。

肝鬱氣滯型

產後乳汁甚澀少，乳汁濃稠不下，乳房脹滿而痛。伴隨胸脅滿悶，食慾缺乏，或身有微熱。

缺乳日常調理可選擇局部用熱水或用蔥湯熏洗乳房，配合蔥白尾部根鬚在乳頭周圍「清掃」，增強局部刺激。蔥白發散力強，配合蔥尾的刺激，比較容易改善乳汁分泌。還可以用橘皮煎水熱敷乳房，橘皮理氣，「氣行則乳行」，針對肝鬱氣滯型產後缺乳輕症療效明顯。若缺乳嚴重，需及時就醫，以免乳汁積久化熱成膿，發展為乳癰。

懷孕期間做好乳頭護理，常清潔乳頭，防止乳頭皸裂，造成喂養困難。最好做到按需哺乳，及時吮吸排空乳房，促進乳汁分泌。產後忌辛辣肥甘厚味，注意調整情志使氣血調和。

產後不能哺乳，或因病或其他原因不宜哺乳，或斷奶之初乳汁鬱積以致乳房脹硬疼痛，可給予回乳。

小妙方：落花生粥

【原料】花生仁45克（不去紅衣），白米100克，山藥片、冰糖各適量。

【作法】洗淨搗碎花生仁，加白米、山藥片同煮粥，熟時放入冰糖稍煮即可。有健脾開胃、潤肺止咳、養血通乳之功。

小妙方：胎盤蒸鱉肉

【原料】豬或羊胎盤1個，鱉肉120克，生油12克。

【作法】洗淨胎盤，切成長寬各2公分的塊，鱉肉切成長寬各2.5公分的塊。生油燒至八成熟，倒人胎盤、鱉肉速炒30秒鐘，加水兩碗燒片刻，一起入鍋內，上籠蒸30分鐘即可服用。有補氣養血、益精催乳之功用。（編註：因新鮮豬羊胎盤取得問題，此方僅參考用）

小妙方：黃芪通草雞

【原料】炙黃芪50克，通草10克，黃酒1匙，母雞1隻，鹽適量。

【作法】雞切塊除去內臟，再將炙黃芪、通草洗淨放入，撒上鹽，淋入黃酒，旺火隔水蒸3～4小時，空腹吃，有補氣養血、健脾和胃之功用。產後體虛乳汁不足者，食之甚佳。

敷貼、食療治療產後腹痛

孕婦分娩至產褥期，出現以小腹疼痛為主症者稱為「產後腹痛」，亦稱為「兒枕痛」。產婦分娩後，常有小腹部陣發性疼痛，乃產後子宮收縮所致，持續3～5天可逐漸消失，屬生理現象。若小腹疼痛陣陣加劇，或腹痛連綿持續不已，影響產婦身體健康及子宮修復，則需及時治療。

產後腹痛西醫學稱為產後宮縮痛。產後宮縮痛的主要原因是子宮收縮，生產後第一天，子宮維持在臍部高度，然後每天下降一橫指，10～14天子宮會回復到骨盆內的位置，4～6週回復到正常體積。產婦哺乳期體內會釋出催產素，刺激子宮收縮，加重宮縮痛。

中醫認為，產後腹痛的原因是胞脈氣血運行不暢，遲滯而痛，主要有血虛和血瘀兩個原因。血虛：素體虛弱，氣血不足，產時、產後傷血耗氣，衝任血虛，胞脈失養，不榮則痛，或血少氣弱，遲滯而痛。血瘀：產後正氣虛弱，起居不慎，感受寒冷，血為寒凝，血行不暢，惡露滯澀；或情志不暢，肝氣鬱結，氣滯血瘀或惡露滯塞不下；或胎衣殘留，瘀阻衝任，胞脈失暢，不通則痛。治療重在調養氣血，使氣血通暢。

血虛型

產後小腹隱隱作痛，喜按喜揉。伴隨惡露量少，色淡質稀。頭暈眼花，心悸怔忡，大便秘結。舌象一般表現為舌質淡紅，舌苔薄白。此時需要補血益氣。

血瘀型

產後小腹冷痛，拒按，得熱痛減，伴隨症狀表現為惡露量少，滯澀不暢，色紫黯，有血塊，面色青白，四肢不溫，或伴胸脅脹痛。舌象主要表現為舌紫黯，苔白滑。此時需要活血祛瘀。

小妙方：甘草薑棗茶

【原料】紅棗、生薑、甘草各適量。

【作法】大火煮開後小火煮20分鐘，開鍋後去渣滓，藥水中可放入兩顆高粱飴糖，攪拌待化開後服用。若無可以麥芽糖取代。

【功效】生薑溫中除寒，紅棗健脾和中，甘草緩急止痛，高粱飴補虛溫中。

小妙方：當歸川芎茶

【原料】當歸10克，川芎6克。

【作法】將當歸、川芎水煎。

【功效】此方可活血調經行氣止痛，尤為適用於血瘀導致的產後腹痛。血寒腹痛敷貼法：牙皂2.5克，細辛1.5克，蔥白3根，生薑3片。將前二藥研為細末，蔥白、生薑搗爛調勻，用酒精調成糊狀，混合後敷於印堂穴或痛處。可加溫灸。

第七章

呵護女人「聖地」陰道，享受幸福愛情

一羹一湯治療陰道乾澀

陰道乾澀是女性外陰部出現萎縮乾枯的一種疾病，多發生於70～80歲老年女性，但是同樣會出現在青年女性身上。隨著生活節奏的加快，現代女性的壓力越來越大，許多已婚女性或許有過這樣的困擾。夫妻生活時陰道分泌物顯著減少，陰道潤滑度不夠，出現疼痛不適等，嚴重影響夫妻生活品質，從而給夫妻雙方帶來心理上的壓力，進而影響夫妻感情，更甚者會導致家庭破裂。因疾病部位隱密而難以啟齒，許多女性朋友首要選擇不是就醫，而是隱忍或是上網搜尋民間偏方進行治療，但往往達不到預期效果，有時還會使病情進一步加重。

夫妻雙方進行夫妻生活，身體接受對方各方面的刺激時，伴隨著這些刺激，身體會發生一系列變化，啟動下丘腦及其他影響生殖器反應區域，使自主神經增加流向陰道的血流，而陰道黏膜下分布著豐富的微血管網，血流增加時，血液中多餘液體就會漏到陰道腔，同時女性的前庭大腺也會加速分泌，使陰道潤滑，為夫妻生活做好良好的準備。陰道乾澀常見於老年女性，在排除其他疾病的情況下，主要是因為隨著年齡增長，絕經期後卵巢的功能開始衰退甚至消失，卵巢分泌的雌激素也會隨之顯著下降，女性的身體進入衰退期，雌激素值下降使得女性陰道黏膜失去滋養而變薄和萎縮，從而出現陰道乾澀。青年女性並沒有經歷更年期，卵巢功能處的狀態良好，如果出現上述陰道乾澀的表現，說明身體已經出現了一些問題。

飲食不均衡會造成此病，如果女性朋友除了陰道乾澀，身體其他地方也乾澀，就表示身體缺乏維生素B_2。隨著社會生活節奏的加快，許多女性朋友將更多精力投入到職場生活中，這給她們帶來了無形的隱患。心理壓力過大會導致精神不能得以放鬆，性慾喚起遲鈍，身體調節差，陰道潤滑度不夠，陰道乾澀。再加上社會觀念的開放，性行為逐年增加，許多人不採用安全的避孕措施，很多女性服用避孕藥物，認為既安全效果又好，殊不知長期服用避孕藥，其中孕酮會導致陰道乾澀，並帶來其他傷害。女性沒有受到足夠的性刺激，神經調節未達到，會導致陰道分泌液不足，導致陰道乾澀，夫妻生活不適。內分泌失調、婦科炎症以及過度清潔陰道，都會導致健康菌群失調，也會造成陰道乾澀。

傳統的中醫理論認為，腎為「先天之本」，內藏先天之精，與人體的生長發育和生殖有密切關係，腎氣充足，才可滋養生殖系統。物質基礎充足了，還需要通道輸送精華物質，這就與人體的衝脈和任脈有關。衝脈和任脈又屬肝、脾、腎所統，加之中醫的五行理論中肺與腎和脾的關係密切，故此病與肝、脾、腎、肺以及衝任二脈都有關係。中醫認為此症可以分為虛證與實證兩大類：實證多與氣鬱有關，精微物質不得下輸；虛證多與氣血虧虛有關，脾生化無源，腎陰不足，肺燥而傷津，都可導致精微物質不充足。

腎陰虧虛型

可見形體瘦弱，頭髮無光澤，腰膝酸軟，困乏無力，手心足心發熱，失眠多夢，月經先後不定，量少色淡，伴有性慾減退，行房時陰道分泌液遲遲不至，乾澀疼痛，性交困難。

肝鬱脾虛型

善於嘆息，食慾減退，面色發黃，皮膚比較乾燥，月經推遲、量比較少、顏色淡，頭昏乏力，晚上失眠多夢，外陰乾燥，伴有瘙癢，性交時陰道乾澀疼痛。

肺燥津傷型

一般產生於熱病或者肺萎之後，在青年女性中不常見，症狀多見皮膚乾燥，咳嗽少痰，傍晚面色發紅，口乾口渴，性慾不高，外生殖器萎縮，陰道乾澀嚴重，無法性交。

陰道乾澀以腎陰虧虛和肝鬱脾虛兩個證型最常見。

小妙方：黃豆滋補湯

【原料】黃豆30克，菟絲子15克，女貞子15克，旱蓮草10克。

【作法】水煎內服。每日1劑，早晚分服。

【功效】滋陰補腎，適用於腎陰虧虛型陰道乾澀。

小妙方：銀耳百合玫瑰羹

【原料】玫瑰花6克，銀耳30克，百合30克，鮮山藥30克，冰糖30克。

【作法】以上諸藥加清水同燉即可。每日1劑，早晚服用。

【功效】疏肝健脾，滋陰補腎，適用於肝鬱脾虛型陰道乾澀。

外洗方治療異味陰道炎

門診曾接待一位河南安陽患者，她是經朋友介紹特地來北京找我看病。該患者36歲，經常感到陰道奇癢無比，患者形容說「像有小蟲在爬」，感覺特別難受，而且這種事情一般都難以啟齒，所以給她的生活和工作帶來了很大困擾，導致失眠、憂鬱、焦慮接踵而來。當時該患者不僅要中藥內服，更選擇了中藥外洗，我開給她大概兩週的劑量，兩週後該患者以簡訊告知，以上症狀全部消失。

大部分人對於陰道炎的認識存在一個誤區，認為只是外陰瘙癢和陰道分泌物增多。其實作為很常見的一類婦科疾病，陰道炎只是籠統的說法，它分為好幾個類型。這裡先介紹伴有瘙癢的陰道炎類型。

滴蟲性陰道炎。這類陰道炎主要症狀是陰道分泌物增多及外陰瘙癢，或者有時有灼熱、疼痛、性交痛的症狀，這類分泌物的特點是稀薄但有點膿液，顏色為黃綠色，有泡沫。

外陰陰道假絲酵母菌病。這是一種細菌疾病，臨床表現是外陰瘙癢、灼痛、性交痛及尿痛，部分患者會出現陰道分泌物增多，分泌物特徵呈白色稠厚的凝乳狀，像豆腐渣樣。

細菌性陰道病。主要症狀是陰道分泌物增多，有魚腥味，尤其性交後加重，還可能伴有輕度外陰瘙癢或灼燒感。

萎縮性陰道炎主要症狀是外陰灼熱不適、瘙癢和陰道分泌物增多。分泌物呈淡黃色，很稀薄。

陰道炎類型眾多，不能一概而論，否則不僅不能治療疾病，還會出現越洗越癢的現象。

滴蟲性陰道炎是由陰道毛滴蟲引起的常見炎症，主要經由直接傳播——性傳播，以及間接傳播——公共浴池、浴巾等。滴蟲滋養體生存能力很強，高溫、低溫和乾燥環境下都能長時間生存，在普通的肥皂水中也可生存2小時左右，所以平常我們可以將內衣、毛巾煮沸5～10分鐘左右以消滅病原體。

外陰陰道假絲酵母菌病多生活在酸性環境下，身體免疫力降低時才會出現症狀。這類假絲酵母菌對熱的抵抗力不強，加熱至60℃，1小時即可死亡。細菌性陰道病主要是厭氧菌居多，可能與陰道鹼化有關，多是由頻繁性交、多個性伴侶或陰道灌洗引起。

萎縮性陰道炎主要是因為卵巢功能衰退，多發生於自然或人工絕經後婦女，也可見於產後閉經或藥物絕經治療的婦女。

中醫認為，此病與內在肝、脾、腎功能失常或者感染蟲邪有關。肝主血，繞陰器；腎藏精，主生殖，開竅於二陰；而脾主運化水濕。此病分為虛實兩類：實證為濕熱下注或者蟲毒感染；虛證為房勞過度，肝腎不足，精血虧虛而導致生風化燥。證型可分為以下三類：

濕熱下注型

由於素體脾虛或者飲食不節、思慮過多而導致脾氣損傷，脾氣損傷則水濕內停，又或者素體肝鬱，鬱怒傷肝，肝氣鬱結，日久化火。兩者均可導致濕鬱化火，濕熱下注，陰部瘙癢有異味。

感染蟲邪型

忽視衛生或者久居潮濕之地，以致濕邪生蟲，蟲邪侵入陰部，導致外陰部瘙癢。治宜殺蟲止癢，祛濕化濁。

血虛陰虧型

由於脾腎虛弱，氣血生化之源不足，血虛則生風，風勝則癢。房勞過度，年老體弱，經血虧虛則陰部失癢。

陰道分泌物呈黃綠色、陰部瘙癢時，可用外洗方——蛇床子野菊苦參方。原料：蛇床子30克，野菊花15克，苦參12克。作法：上述藥材加上適量的水，煮成藥液備用。用法：溫度適宜後坐浴。此方以苦寒之藥為主。苦能燥濕，能瀉熱，能堅陰，濕熱下注證可用此方。

一粥一羹治療陰道鬆弛

對於陰道鬆弛，很少人會選擇就診，但我在門診上確實接診過這樣的患者。該患者是江蘇江陰人，42歲，預約就診時說自己來看耳鳴，到了診室才開口說自己是來看陰道鬆弛的問題。她自己有點不好意思，因為是她老公偶爾說起她的陰道比以前鬆弛，讓她覺得很羞愧，思前想後前來就診。當時我消除了患者的心理負擔，並且教她平時練習提肛動作，中醫稱為「撮谷道」，並配合騎自行車運動。三個月後，患者回饋已得到明顯改善。

隨著年齡逐漸增長，陰道會鬆弛，一般中醫稱此為「陰寬」，指陰道鬆弛甚至陰道前後壁膨出的情況。女性若出現陰道鬆弛，一般會影響夫妻性生活的和諧，還會造成嚴重的婦科疾病。

陰道鬆弛時，會有很多細菌留存在陰道中，造成很多婦科疾病並反復發作。同時，陰道鬆弛會造成女性難以訴說的痛苦及尷尬，形成嚴重的心理壓力，而女性壓力一大，就會造成內分泌紊亂，月經失調，喪失性慾，過早進入衰退階段。衰老是女性最大的殺手。

對於陰道鬆弛的原因，中醫和現代醫學的認識不同。現代醫學認為陰道鬆弛是在分娩時，陰道被過度拉伸，陰道周圍的組織不能完全復原所致。而中醫認為，陰道鬆弛與肝、脾、腎三臟有關，由於產育很多，或者人工流產很多，或者其他疾病導致身體虛弱，肝的氣血被損耗，陰道的經筋和筋膜失養，導致陰道鬆弛；產育過多還會導致腎氣虧虛，不能固攝，導致陰道鬆弛，比較嚴重的甚至會發生陰道壁膨出。如果生產時用力過猛，或產後過早參與勞動，都會導致脾氣損傷而致虛弱，中氣下陷，所以會出現陰道鬆弛。

脾虛氣陷型

陰道鬆弛，飲食無味，神疲倦怠，小腹輕微下墜，大便比較稀薄，帶下是比較清稀的白色。

腎虛氣衰型

陰道鬆弛寬大，伴隨腎虛症狀，使腰膝酸軟，性慾不高，小便頻繁，還有的人會頭暈耳鳴。

肝血虛證型

陰道鬆弛寬大，更有甚者會有陰道壁脫出，還伴有其他症狀，視力模糊，性慾也不如從前。肝主筋，肢體失去血液的濡養，則肢體麻木，血虛則指甲色淡。

小妙方：白米蓮藕南瓜粥

【原料】南瓜250克，老藕250克，白米100克，適量白糖。

【作法】南瓜切塊，老藕切薄片，與白米一起煮粥，加入白糖調味即可。

【功效】新藕脆嫩，老藕軟糯。補中益氣，健脾和胃，除煩渴。

小妙方：豬肝煮雞蛋羹

【原料】生豬肝1塊，蔥白10段，雞蛋3個。

【作法】豬肝和蔥白放入豆豉汁中煮作羹，要煮熟的時候放入雞蛋，待雞蛋煮熟即可。

【功效】補養肝血，濡養眼睛。

多種食方治療性慾減退

某公司職員，黃女士，35歲，前來就診時說想看一下性冷淡的問題。該患者工作緊張壓力大，近半年來對夫妻生活沒有什麼興趣，每次老公提及此事都會讓老公「滾一邊去」，因此導致家庭生活緊張。後來在她老公的陪同下一起前來治療，經過中藥調理、食療調理以及心理疏導，問題基本得到解決。後期該患者又來門診看別的病時特地問及此事，她說已經解決因此事給夫妻關係帶來的不和諧。

性慾減退是不分性別的，育齡女性患有性慾減退的概率更大一些。性慾減退是指3個月以上，甚至更長時間內沒有主動的性要求，或者雙方性交時，對其配偶的性愛行為反應很遲鈍、淡漠，或者在夫婦相互嬉戲時，持久無明顯的情動於外的反應徵象等，是以性生活接受能力和性行為水平均降低為特徵，又稱為「性慾減退」或者「性慾淡漠」「性慾低下」。隨著夫妻年齡增長和夫妻之間的感情慢慢平淡，會引起性慾的減退，這不屬於病態，無須過慮。

性慾減退，目前還沒有定量的診斷標準。但是這類疾病往往與精神、心理、身體疾病以及服用藥物有關。

性慾減退的原因大多是出在心理和精神方面，以及各種器質性疾病。此外，吸毒者的性慾也會減退。中醫認為，此病與心、肝、脾、腎、衝任等臟腑和經絡有關，以肝腎為主。辨證要點是辨虛實與形神。辨形神：神氣亂，多數是情緒影響，表現為情緒不高，抑鬱寡歡，煩躁易怒，多是功能性的障礙。

如果是形氣不足，一般都是身體中精、血、氣、津等虧虛，臟腑空虛，一般涉及有臟腑病變。

辨虛實：如果平素鬱悶，情志不遂，就會導致肝氣鬱結，心神不能舒展，屬於實證，多有功能鬱閉的狀態。相反，如果大病久病，耗傷氣血，就會導致腎陽虛衰，心脾兩虛，肝血不足，衝任虛損，心虛膽怯，多是功能低下的狀態。

腎陽虛衰型

以性慾的減退、少腹虛冷喜暖為主症，兼有怕冷，腰膝酸軟，帶下清稀、呈白色。

心脾兩虛型

心氣虛和脾氣虛的症狀比較明顯，以性慾減退、心悸失眠和飲食無味為主要症狀。兼有面色無光、口唇色淡，身體易疲乏，月經量少色淡，白帶多，大便溏。

肝血不足型

肝的症狀明顯，以性慾減退、面無血色、眼乾澀、月經過少或閉經為主要症狀，伴有頭暈眼花、失眠多夢、四肢麻木或者手指麻木，或脅肋部隱隱作痛，並且平素易發怒和悲傷，腰軟沒有力氣。

沖任虛損型

衝任損傷，以性慾減退為主症，兼有頭暈眼花、腰軟、身體瘦弱、精神不振、嗜睡或者失眠。

心虛膽怯型

心氣和膽氣虛弱，則血虛易驚恐。以性慾減退甚至消失為主要症狀，伴有平素膽怯易驚，睡眠品質不好。

肝氣鬱結型

肝氣主調達，肝鬱則導致氣血運行不暢。以性慾減退、情緒不穩定為主要症狀，伴有兩脅部的滿悶和脹痛，情緒容易激動也容易鬱鬱寡歡，月經失調。

小妙方：蓯蓉羊肉湯

【原料】肉蓯蓉30克，羊肉1斤，鹽適量。

【作法】羊肉洗淨切塊，與肉蓯蓉同入砂鍋，燉至羊肉爛熟，用鹽調味即可。喝湯吃肉。

【功效】益氣養血，補腎壯陽。

小妙方：鹿茸酒

【原料】鹿茸3克，山藥30克，鎖陽15克，低度酒500毫升。

【作法】用低度酒浸泡三味藥1週，每次服10～20毫升，每日2次。

【功效】適用於腎陽虛證性慾減退。

小妙方：鹿角膠粥

【原料】鹿角膠12克，枸杞子15克，白米60克，香蔥少許，鹽適量。

【作法】白米加水600毫升煮粥至半熟，加入枸杞子、鹿角膠至熟，再加入香蔥、鹽煮片刻服食，每日1次。

【功效】適用於腎陰虛證性慾減退。

小妙方：佛手花茶

【原料】佛手花2克，玉蝴蝶1.5克，白糖適量。

【作法】沸水浸泡，代茶頻飲。

【功效】適用於肝氣鬱結證性慾減退。

小妙方：黃芪枸杞雞

【原料】黃芪30克，枸杞子30克，淨雞（除內臟外不拘部位）250克，調味品適量。

【作法】黃芪、枸杞子與雞一起加水1000毫升燉至雞熟，食雞飲湯，宜常服食。

【功效】適用於氣血虛弱證性慾減退。

女性朋友進行夫妻生活時，由於種種原因，內心不能完全放鬆，久而久之會造成性慾減退。性慾減退需要夫妻雙方共同的努力，雙方可以通過溝通，緩解這一情況。女性性慾低下時，作為性伴侶不要施壓、責難，要多鼓勵、關心對方，幫助對方消除緊張的情緒。

桂圓茶治療房事後陰道出血

某公司老總王女士，之前有崩漏史，崩漏治癒後，夫妻同房皆有少量出血，大概會持續3～5天，只要不同房就沒事。該患者害怕再次崩漏，由此變得恐慌焦慮並拒絕夫妻生活。後來在她老公的陪同下前來就診，治療兩個月後基本恢復正常。

夫妻生活是兩個人相互表達彼此情感的一種方式，但是當激情退去，發現陰道少量流血，不少夫妻會感到害怕、焦慮。我們首先要有一個正確的認識，房事出血一般指的是夫妻生活進行性交時或者性交之後，女性的陰道或外生殖器局部有少量出血現象，一般會從陰道流出，特別注意區別尿道出血。若房事清潔後無流血，小便時出現少量流血，有可能是尿道出血，需要去泌尿科檢查一下，是不是因為有結石或者其他泌尿系統疾病，在性交的時候由於動作粗魯，使結石劃破黏膜，血管破裂。一般陰道出血的出血量不會很多，很少出現大出血的情況。

造成性交後陰道出血的原因很多，大體可以分為兩種，一是機械性損傷，就是男士的動作過於粗暴，加之女性正好處於一些特殊時期，例如新婚第一夜、妊娠期、老年期。二是由於女性經常患的一些婦科疾病，涉及女性的身體健康。性交後陰道出血如果是暗紅色，基本上已經在體內留存一段時間了，一般都是次日排出，量不大，可能是子宮頸發生了炎症或者糜爛，可以去醫院做常規的婦科檢查或者陰道鏡檢查。若排出的是少量新鮮的血液，可能是宮頸長了息肉。如果性交後不僅出現量少色暗的流血，還伴有腹痛，可能是子宮內膜異位症。子宮內膜異位症是一個很特殊的疾病，近年來發病率有增長趨勢，多與經期性交有關。還有一個就是婦科最大的殺手——子宮頸癌，性交後出血是其最早出現的症狀，並且隨著疾病的發展，性交後出血會逐漸加重。如果出現類似症狀，要特別留心。除此之外，有些夫妻在排卵期同房也會造成性交後陰道出血，如果沒有異常情況，可不必過度驚恐。如果身體有其他不適，就要及時就醫，排除其他疾病。

性交後陰道出血，中醫一般稱為「交接出血」「交感出血」，可發生於任何年齡段的女性，主要與心、脾、肝、腎及衝任兩脈有關。心主血，脾統血，肝藏血而腎為先天之本。心脾氣虛則不能統血，故性交後陰道流血。脾腎虧虛，腎氣不固，不能溫煦、統攝和固護血液，加之男女交合之時，陽氣大動，耗氣更甚，經脈不能得以固守，則血溢脈外。肝氣鬱結，則肝鬱化火生熱，生熱則迫血妄行。若平素嗜食辛辣之品，體質偏於濕熱，交接之時，百脈沸騰，氣血旺盛，加之濕熱內迫而致出血。房事頻繁，會使衝任受損，致衝任不固而漏血。總而言之，可以分為虛實兩大類：肝鬱化火，濕熱下注，多為實證；心脾兩虛，脾腎虛弱，肝腎陰虛，衝任損傷，多為虛證。

心脾兩虛型

以交合之時陰道少量出血、血色淡紅為主要症狀，伴有陰戶部隱隱作痛，精神萎靡不振，飲食無味，身體倦怠乏力，心情鬱鬱寡歡，面色萎黃，心中悸動，容易忘事，失眠，白帶量多。

脾腎虛弱型

以交接出血、量少色淡為主症，伴有面色白，神疲乏力，失眠多夢，腰背酸痛，陰戶、小腹有冷感。

肝腎陰虛型

以交接出血色紅、陰部又熱又痛為主症，還伴有頭暈耳鳴，面色潮紅，心煩失眠，口乾，夜晚出汗，手心足心出汗，腰部和膝關節酸軟。

衝任損傷型

以交接出血、血色黯紅夾有血塊為主症，伴有頭暈耳鳴，五心煩熱，急躁，易怒，腰部和背部酸痛，小腹疼痛，口乾，大便乾燥。

肝鬱化火型

以交接時陰道出血量較多、血色鮮紅為主症，伴有口苦，咽部乾燥，心煩易怒，便祕，小便發黃，量少，帶下黃色，有臭味，質地黏稠。

濕熱下注型

以交接出血、陰部灼熱疼痛、帶下量較多、顏色發黃、有臭味為主要症狀，還伴有面色發紅，眼睛發紅，煩熱胸悶，口中發苦，咽部乾燥，小便發黃或者陰部腫脹。

小妙方：桂圓茶

【原料】桂圓8顆。

【作法】桂圓去核，果肉沖泡成茶水喝。

【功效】桂圓可以補血養心，益氣健脾，令人氣血充足，可以很好地改善心血不足、倦怠乏力、飲食無味的症狀。如果屬於濕熱的體質，不建議泡茶水飲，清熱燥濕類的藥物味苦，口感不好，不建議當做飲料用。

一茶一飲治療陰吹

婦人陰中時時出氣且氣出有聲，狀如矢氣（放屁）者，謂之陰吹。若沒有伴隨其他症狀，全身沒有其他不舒服，則不作病論。陰吹主要是由於大便秘結，陽明的腸腑不通，濁氣不得泄，從陰道而出。此陰吹之氣與矢氣不同，雖均出有聲，但此陰吹之氣無臭味。如果出現此種情況，還是要根據臨床表現及其兼症，根據中醫證型診斷。

中醫認為陰吹多與氣、痰、燥有關，可以分為氣虛和氣鬱。氣虛多涉及脾，如果平時脾胃功能較弱，或者過勞使脾胃受損，就會導致脾失運化的能力，導致氣血虧虛，進而中氣下陷，腑氣不按之前的通路排出；氣鬱的話，就有可能是患者的性格平時偏於抑鬱或者急躁，致使肝氣不舒，氣機逆亂，堵在中焦脾胃，導致腑氣不通，前陰處排出。還有痰濕。痰濕最易盤踞中焦，濁邪不分，不能升清降濁，反而下泄，或者痰濕下注導致氣隨下泄，也會導致陰吹。最後是燥，胃喜潤惡燥，平素喜歡吃辛辣食物，就會導致胃燥，胃燥大便乾結，腑氣不得排出，便從前陰而走。

中醫診斷證型不外乎虛實兩大類。虛證就是指氣虛，而實證則有三——氣鬱、胃燥、痰濕。

氣虛型

氣虛導致的陰吹聲低沉而不連續，時斷時續，患者頭暈，倦怠，四肢乏力，喜歡躺著，胃脘痞悶，或者由於中氣下陷而導致小腹墜脹。

氣鬱型

氣鬱導致的陰吹聲時輕時重。患者精神很鬱悶很憂愁，脾氣較大，所以急躁易怒，胸脅、少腹脹痛，食少，常想嘆息。

胃燥型

陰吹簌簌有聲，口燥咽乾，大便乾燥，腹部脹滿，舌紅苔黃，脈滑數。胃燥的症狀很少，比較好判斷。

痰濕型

痰濕導致的陰吹伴隨帶下量大且色白質稀，因痰濕積聚於胸中，所以胸膈滿悶，或者痰上泛，導致嘔吐痰涎，口中感覺淡膩。

臨床上一般以痰濕和胃燥導致的陰吹最為常見。對於痰濕導致的陰吹，可選用神曲化濕飲；對於胃燥導致的陰吹，可選用麻仁潤腸茶。

小妙方：神曲化濕飲

【原料】炒神曲10克，陳皮10克，石菖蒲10克。

【作法】將以上諸藥放入杯中，沖入沸水，加蓋子悶10分鐘即可代茶飲用。

【功效】健脾溫中，燥濕化痰。

小妙方：麻仁潤腸茶

【原料】火麻仁10克，杏仁6克，決明子15克。

【作法】將以上諸藥放入杯中，沖入沸水，加蓋子悶10分鐘即可代茶飲用。

【功效】瀉熱潤燥，理氣導滯。

兩粥一湯治療性交疼痛

性交時陰戶、陰中、小腹疼痛，甚或疼痛難忍，或性交後仍感局部灼痛及盆腔內疼痛者，稱性交疼痛，又稱「性交痛」「交媾陰痛」「嫁痛」「合陰陽輒痛」「小戶嫁痛」「陰中痛」「陰戶痛」等。

性交疼痛是女性最常見的性功能障礙。性交疼痛有的是器質性因素所致，如生殖器的先天異常、炎症、子宮內膜異位症、盆腔瘀血綜合症等；有的是生理性因素，如卵泡的發育、成熟與破裂；更多的還是心理因素所致。性交疼痛和性交不能是兩組常見的症狀，疼痛嚴重時自然無法性交。性交疼痛與陰道痙攣也可互為因果，形成惡性循環。凡能影響陰道潤滑的疾患都可導致性交疼痛。性交疼痛可發生在插入過程中、抽動過程中或性交之後；可發生在陰道，也可發生在下腹部。陰道口或陰道管疼痛主要由於消極條件反射的形成，或焦慮等心理因素造成的抑制性影響。陰道頂端部位疼痛與缺乏充分性喚起有關，也可能是器質性疾患的訊號。彌漫性的或單側的深部疼痛多屬盆腔充血或盆腔交感神經綜合症，也可能存在顯著的心理病理因素。除器質性問題要對症處理外，關鍵是通過心理治療解除消極因素帶來的緊張、畏懼心理，然後再通過一些行為指導，幫助患者消除精神壓力，問題自然迎刃而解。

西醫學認為引起性交疼痛的主要原因

性器官發育異常。如陰道過於狹窄、處女膜較厚而堅韌、處女膜環過緊彈性較差等。

生殖器官病變。如各種陰道炎性病變的急性期、陰道的瘢痕收縮致陰道過窄、子宮內膜異位症（尤其是陰道、宮頸處的內膜異位症）、盆腔的炎性病變，以及由於卵巢功能低下，導致陰道黏膜變薄、陰道中黏液過少等。

心理因素。如缺乏性知識或對性生活的偏見誤導、性交前缺乏適當準備、陰道乾澀，或因被性侵而存有恐懼感等。

性伴侶的粗暴性交，暴上猝下，尤其是性虐待。

對於中醫來講，發生性交疼痛與腎和肝的關係較為密切。蓋因腎主生殖，司二陰。唯腎氣充盛，天癸泌至，衝任二脈通盛，則胞宮、胞脈、玉門等才能正常發育，陰陽才能充實，腎精充盛，性交時始能腎氣至而陰戶津潤。若腎虛精虧，行房之時，腎氣難至，陰中乾澀，以致性交疼痛頻作。肝主筋，前陰為宗筋之會，肝經繞陰器，抵少腹。如素性抑鬱，或情志內傷，肝氣鬱結，失於疏泄；或鬱久化火，熏灼陰器；或與濕搏結，濕熱循經下注，陰器失和；或致筋脈拘攣，導致性交作痛。早婚多產，房事無度，陰血暗耗，或久病失養，肝腎虧損，精虧液涸，玉液不瀝，陰中乾澀，則交合陰痛。

肝氣鬱結型

性交疼痛，引及少腹，上連兩乳，情志抑鬱，或焦慮不寧，胸悶脅脹，善太息，性慾低下或恐懼性交，舌質淡黯，苔薄白，脈弦。

肝經鬱熱型

性交時陰痛灼熱，心煩易怒，口乾口苦，胸脅脹痛，經前乳房脹痛，舌質紅，苔薄黃，脈弦數。

肝經濕熱型

交接時陰部熱痛，胸脅苦滿，心煩口渴，兩耳轟鳴，帶下量多、色黃、稠黏、穢臭，或伴陰癢，大便不爽，舌質紅，苔黃或黃膩，脈弦滑數。

腎陽虛型

陰冷小腹不溫，交接作痛，或陰戶狹窄，初潮晚，月事延後、量少色黯質薄，腰膝酸軟，畏寒肢冷，性慾淡漠，或性高潮艱難，夜尿多，舌質淡，苔薄白，脈沉細，尺脈尤弱。

肝腎虧虛型

交合時陰道乾澀，玉津瀝少，陰中澀痛，頭暈耳鳴，目澀，腰膝酸軟，性慾低下，房事後腰痛如折，月經不調，帶下甚少，或五心煩熱，舌質紅嫩或有裂紋，苔少，脈細數。

小妙方：萊菔粥

【原料】萊菔子20克，白米１００克。
【作法】萊菔子、白米一起加水６００毫升煮粥服食，每日1次，連服2週。
【功效】適用於性交疼痛肝氣鬱結型。

小妙方：牛腎粥

【原料】牛腎1個（去筋），陽起石120克（布包），白米60克，蔥少許。

【作法】陽起石加水1000毫升，煮30分鐘後去石，加入白米、牛腎、蔥煮作粥，空腹食用，每日1次。

【功效】適用於性交疼痛腎陽虛型。

小妙方：萆薢銀花綠豆湯

【原料】萆薢30克，金銀花30克，綠豆30克。

【作法】前二味布包，與綠豆共入鍋內，加水煮湯至豆熟，去藥包，飲湯食豆，每日1次。

【功效】適用於性交疼痛肝經濕熱型。

治療性交疼痛，除器質性疾患需進行治療，其他一般應進行心理治療。具體方法如下：

克服恐懼心理

放鬆法可採用漸進放鬆訓練，通過對肌肉進行反復「收縮—放鬆」的循環訓練，消除緊張，達到鬆弛的目的。

樹立男女平等心理

女性的性交疼痛和困難，常因心理不平等造成。一些性心理學專家強調，成功的交媾必須打破緘默和隔膜的重圍，拋棄傳統的和令人壓抑的羞怯感，提倡交媾中男女心理平等，即平等的性慾要求、平等的性慾表示方式、平等的主動權等。

進行性愛撫

許多女性的性交困難與疼痛就是因丈夫第一次粗暴進入所造成。性愛撫可以使女性高度性興奮，覺察不到輕微疼痛。性愛撫的快感並無標準，與心理因素以及生活經歷、教養等有關，因人而異。

陰道肌肉鬆弛技術練習

此行為治療方法對陰道痙攣所引起的性交疼痛尤為有效。陰道痙攣是陰道周圍肌肉發生不自主反射性痙攣，甚至包括股內收肌群。共有三種類型：原發性陰道痙攣、繼發性陰道痙攣、境遇性陰道痙攣。

陰道肌肉鬆弛技術：讓女方做腹部、大腿內側和陰道口肌肉的連續收縮和放鬆活動，使其對肌肉的鬆緊有控制感。方法是女方將手指尖插入陰道口，體驗陰道肌肉的收縮與鬆弛。

米醋白礬方治療外陰白斑

外陰白斑，又名女陰白斑，指出現在婦女陰部皮膚的局限性或彌漫性白色斑塊，可向兩下肢內側、會陰及肛門蔓延，但很少侵犯尿道口及前庭。症見陰部瘙癢，皮膚乾燥，肥厚變白，失去彈性，甚至萎縮破潰，有疼痛及燒灼感。臨床病理檢查有非典型細胞增生者屬中醫學「陰癢」「陰疼」「陰痛」範疇。陰癢夾風，陰瘡夾濕蘊熱。該病多發生於生育期及老年期婦女，少女罕見。

外陰白斑，在西醫中亦稱外陰白色病變或慢性外陰營養不良，包括由各種因素影響所致外陰部皮膚黏膜不同程度變白或呈粗糙、萎縮的狀態。本病根據不同組織病理變化分為不同類型：增生型營養不良，包括無非典型增生和非典型增生（輕、中、重三度）；硬化苔蘚型營養不良；混合型營養不良，即硬化苔蘚型合併有局灶性上皮增生型改變，包括無非典型增生和非典型增生（輕、中、重三度）。非典型增生被認為是外陰癌前病變，重度非典型增生有時與原位癌不易區別。外陰奇癢是外陰白斑的主要症狀，局部性灼感、刺痛和瘙癢所致的皮膚黏膜破損與感染有關，伴有滴蟲性或白色念珠菌性陰道炎時分泌物增加，局部可有不同程度的皮膚黏膜色素減退、水腫、皸裂及散在的表淺潰瘍。

外陰白斑需做組織病理學檢查，如果組織病理不易鑒別，可局部注射類固醇激素，清除苔蘚樣變後再次活檢。在組織病理學上，表現為不規則形，伴隨不同程度的細胞改變，或極性消失。跟蹤活檢，可以發現表皮層有絲分裂活性增加（非典型性增生的早期表現）。

外陰白斑與肝、腎、脾三臟器關係密切，其機理為：肝經繞陰器、主藏血；腎主生殖，開竅於二陰；脾主肌肉。臨床表現可分為虛和實兩種症狀。所謂實者，是由於肝鬱剋脾土，肝熱而脾濕，濕與熱相互浸漬，衝任受損。所謂虛者，是指血虛失容化燥，以至於衝任虛損，陰部失去濡養或者溫煦，引發此病。

肝經濕熱型

大多都是因為素體抑鬱或者是鬱怒傷肝，肝氣鬱結，鬱久化熱，濕熱之邪流注下焦，浸漬外陰而導致患病。證候特點陰部皮膚黏膜色素減退、紅腫、粗糙、皺裂而癢，抓破處流黃水，有濕證改變，局部灼熱痛。

肝腎陰虛型

外陰白斑患者久病或者是年老體弱，肝腎不足或者是性生活過度，腎精受損，精血兩傷，不能夠潤膚而導致外陰乾枯。證候特點陰部刺癢，夜間最為嚴重，病損處乾燥薄脆，嚴重的患者大陰唇扁平，陰道口縮小。

血虛化燥型

脾虛化源不足，或者是由於外陰白斑患者久病耗傷氣血，或者是其他原因導致機體失血損氣，衝任血虛，造成外陰皮膚乾燥而導致患病。

小妙方：米醋白礬方

【原料】米醋500克，白礬10克。

【作法】米醋、白礬同放鍋內煮開，趁溫洗患處，每日1次，一般洗5～10次。

【功效】消除白斑。

外陰白斑是嚴重威脅女性健康的疾病，這種疾病不僅會影響患者健康，還會給患者心理帶來巨大壓力，所以一定要重視疾病的預防，日常生活中應重視衛生習慣，才能免受疾病困擾。

有些女性過度清潔，每天有清洗外陰一或幾次的習慣。實際上女性外陰有自潔作用，一般一週清洗2～3次即可，清洗時不要用任何洗滌劑（因其一般均為鹼性），只用溫水清洗即可，切忌水溫過燙。這是預防外陰白斑的措施之一。

預防幼女外陰白斑的常見方法是不依賴紙尿褲，最好在外出、夜晚睡覺時才使用，其他時間用傳統棉尿布，這樣可及時發現寶寶大便，及時清洗乾淨，避免外陰長時間受汙染、刺激。同時，日常生活中應穿寬鬆、透氣性好的內衣褲，以純棉製品為主，避免穿壓克力纖維等化纖製品的內褲。

內外兼用治療外陰濕疹

外陰濕疹是一種由多種病因引起的變態反應性皮膚病，特徵為多形性病損、炎性滲出伴劇烈瘙癢。過敏是發病的重要原因。外陰濕疹可累及外陰及周圍皮膚，症狀為劇烈瘙癢。

外陰濕疹是由變態反應、神經功能障礙、先天性過敏體質等所致的非感染性炎性皮膚病，臨床較為多見，尤其是有過敏性疾病者。本病是一種變態反應，過敏源可來自外界或機體內部。濕疹患者多具有過敏性體質，有人發現過敏體質與缺乏遺傳性免疫球蛋白G有一定關係。當機體處於過度疲勞、精神緊張等情況下，內分泌系統發生一系列的相應變化，通過神經反射或內分泌影響使皮膚對各種刺激因數易感性增高，而誘發濕疹。

濕疹有急慢性之分。急性期：外陰瘙癢不堪，局部皮膚猩紅，水皰集簇成片，黃水淋漓，常伴糜爛、結痂、化膿等繼發性改變。慢性期：外陰濕疹日久不癒，轉為慢性；外陰瘙癢時有時無，時緩時劇，皮色黯紅，增厚，粗糙或滋水淋漓。

濕疹病因複雜，表現多樣，一般中醫認為濕疹多為濕熱內蘊而發，即體內蘊濕為本，鬱久化熱為標，蘊濕化熱，熱重於濕。多年來大家都認為本病與細菌及真菌感染有關，也有人認為有過敏因素等。女性外陰部常因月經、白帶等因素，易致潮濕，如個人不夠衛生，很易招致細菌及真菌感染。個人不良生活習慣如貼身穿化纖內褲，長期使用衛生護墊、使用化學洗滌劑及肥皂、不潔性交等，都可能對局部皮膚造成強烈刺激，引起局部皮膚的變態反應而發生濕疹。外陰由於其部位的特殊性，如皺褶潮濕、不易保潔、局部溫度高，導致濕疹往往合併有細菌或真菌，濕疹病變部位金黃色葡萄球菌則顯著增高。

外陰濕疹屬於中醫「陰濕瘡」的範疇，發病的主要因素是「濕」。濕可以由外界感染所致，也可因脾虛不運而內生。陰部是肝的經脈循行部位，所以情志不遂，肝鬱化熱，既能與濕邪相合形成濕熱流注外陰，又會因情緒波動而使病情加重或反復。病程延久，反復發作，則會導致肝腎陰虛，精血虧損，使外陰皮膚失養，以致纏綿難癒。因此，中醫治療本病的原則以祛濕為主，熱盛的用清熱利濕法，濕盛的用健脾化濕法，陰虛的用養陰除濕法。

肝經濕熱型

忽視衛生，或情志不遂，或外感濕邪，鬱久化熱，濕熱流注外陰，鬱於肌膚而發濕疹。症狀是外陰瘙癢難忍，皮膚發紅，水皰，煩躁不安，脅滿口苦，溲赤便祕。舌紅，苔黃膩，脈弦滑。

脾虛生濕型

脾主濕，脾虛失運，濕濁內生，浸淫外陰而為濕疹。症狀是外陰濕疹日久不癒，局部皮色黯紅，增厚粗糙，潮濕，瘙癢疼痛並作，伴納少脘脹，便溏乏力，口淡無味。舌胖，舌邊見齒痕，苔白膩，脈濡滑。

小妙方：茅根薏苡仁粥

【原料】鮮茅根30克，生薏苡仁300克。

【作法】先煮鮮茅根20分鐘後去渣留汁，加生薏苡仁煮成粥。

【功效】清熱涼血，除濕利尿。主治濕疹濕熱蘊結型皮損潮紅、丘疹水皰廣泛、尿赤者。

小妙方：綠豆百合薏苡仁湯

【原料】綠豆、百合各30克，薏苡仁、芡實、淮山藥各15克，冰糖適量。

【作法】綠豆、百合、薏苡仁、芡實、淮山藥一起下鍋，加水適量，爛熟後，加冰糖即成。每日分2次服完，連服數日。

【功效】清熱解毒，健脾除濕。主治脾虛濕盛型濕疹，皮損不紅、滲出較多、瘙癢不劇、口炎、舌苔膩者。

陳艾葉30克，陳稻草30克，威靈仙18克，將上三味切碎拌勻，撒在火桶中的火缽內，燃燒使其冒煙。患者脫去襯褲坐在火桶上，外以長毛巾圍住，勿使煙散出，熏下身。每日早晚各一次，連熏1～3日可癒。主治：外陰濕疹。

外陰是女性的一個特殊部位，皮膚比較薄，較多皺褶，加之分泌物較多，這種情況下，外陰皮膚的溫度、濕度相對比較高，非常容易滋生細菌，若不注意清潔外陰，非常容易患上外陰濕疹。

如果有類似症狀一定要及時就診，以明確病情，在醫生指導下採用相應藥物進行治療，不要使用一些激素類較強的藥物，否則會有非常大的副作用。要結合內服與外用藥物以進行治療，內服藥物主要是根據病情來選用，一般會採用甲硝唑或伊曲康唑，外用藥物主要是一些洗劑或止癢藥膏，直接塗抹在患處，有消炎、止癢的作用。

外陰濕疹的患者要注意改善外陰局部環境，要做到乾燥透氣，特別是在月經期間，一定要注意保持外陰清潔乾燥，使用消毒衛生棉。患上外陰濕疹之後，切忌用手撓抓，也不要用濕毛巾胡亂擦洗，若使用其他物品亂擦，會加重病情。同時保持心情放鬆，情緒穩定，確保睡眠品質；忌食辛辣刺激的食物，比如辣椒、大蒜、芥末等等，禁飲任何酒類飲品。

三 外敷法治療陰瘡

陰瘡，中醫病名，指婦人外陰部結塊紅腫，或潰爛成瘡，黃水淋漓，局部腫痛，甚則潰瘍如蟲蝕者，稱「陰瘡」，又稱「陰蝕」「陰蝕瘡」。陰瘡多見於西醫的外陰潰瘍、前庭大腺膿腫。本病及時治療，預後良好，但也有少數患者轉為惡性，預後差。

西醫學認為陰瘡的發生與下列疾病有密切關係。

非特異性外陰炎陰道分泌物增多，經血或產後惡露刺激，均可引起不同程度的外陰炎。重者可出現小陰唇糜爛或形成潰瘍。本病常為混合性細菌感染，如葡萄球菌、大腸桿菌、鏈球菌。

前庭大腺炎（膿腫）和前庭大腺囊腫。前庭大腺位於兩側大陰唇下段內側，腺管開口於小陰唇內側靠近處女膜處，因解剖部位的特點，在性交、分娩、行經或其他情況汙染外陰時，病原體容易侵入而引起炎症。病原體主要為葡萄球菌、大腸桿菌、鏈球菌、腸球菌、砂眼衣原體等，淋球菌也是引起前庭大腺炎的主要致病菌之一，國外現有研究發現，淋球菌感染占50%，此類患者HIV抗體陽性率較高。

急性炎症發作時，病原體首先侵犯腺管，腺管呈急性化膿性炎症，腺管開口往往因腫脹或滲出物凝聚而阻塞，膿液無法外流，積存而成膿腫。在急性炎症消退後腺管堵塞，分泌物不能排出，膿液逐漸吸收沉澱後即形成囊腫。有時腺腔內黏液濃稠，或先天性腺管狹窄排液不暢，或分娩時陰道及會陰外側裂傷，或會陰側切時損傷前庭大腺導管，均可使前庭大腺分泌引流受阻，導致囊腫形成。若囊腫繼發感染，則可形成膿腫反復發作。

中醫則認為，陰瘡多因感染邪毒，或濕熱外襲，邪熱與氣血相搏，結於陰部，血敗肉腐而成。亦有因體質虛弱，陽氣不足，邪毒或痰濕凝結，或熱毒陰瘡日久，氣血大虛，陽證轉陰而成寒凝者。

熱毒陰瘡者，由於天暑地熱，人血沸溢，熱之所過，血液為之凝滯，進一步則血敗肉腐，成瘡為癰。表現為陰戶一側或雙側忽然腫脹疼痛，行動艱難，繼則腫處高起，形如蠶繭，不易消退，約3～5天便欲成膿，並易向大陰唇內側黏膜處潰破，潰後膿多臭穢而稠，一般約經5～7天即可收口而癒。亦有經常反復出膿而形成竇道者。會出現惡寒發熱，口乾納少，大便秘結，小便澀滯，舌苔黃膩，脈沉而滑數。

寒凝陰瘡者，皆因寒主收引凝滯，氣血不暢，寒凝血瘀，氣機不利，痰濁內停，痰瘀交阻為患。或脾胃虛弱，氣為血帥，氣行則血行。氣虛，無力推動血運，則血滯而不行。正氣不足，外邪易湊，病從寒化，凝結不散，致成陰證之陰瘡。表現為陰部腫塊堅硬皮色不變，不甚腫痛，經久不消，或日久潰爛，搔癢出血，膿水淋漓，瘡久不斂。伴有神疲體倦，納穀不香，心悸煩躁，舌質淡嫩，苔薄黃膩，脈細軟無力。

在治療上，本著實則泄之、腫者消之、虛則補之、下陷者托之的原則，濕熱毒邪蘊結者，治以清熱解毒除濕，消腫排膿；寒瘀痰濕凝滯者，治當散寒祛瘀，除濕化痰散結；素體正氣不足，或病久邪戀正虧，應扶正祛邪並用，佐以消散。同時應注意中西醫結合，內外合治，膿成決以刀針，腫塊久治不消當予手術切除。

治療陰瘡可選用以下外治法：

材料：杏仁30克、桃仁30克。作法：杏仁和桃仁一起燒黑研膏，外敷。主治：陰瘡爛痛。

材料：黑芝麻20克。作法：黑芝麻搗爛如泥，外貼敷瘡處。主治：陰瘡。

材料：生石膏50克，冰片5克，黃連30克，連翹30克，梔子30克。作法：黃連、連翹、梔子煮水，濾出藥渣後藥水放涼。生石膏、冰片研末，加入藥水中，置陰涼處保存。使用前搖晃均勻，用棉花棒蘸著塗抹外陰。主治：外陰潰瘍。

得了陰瘡，除了要及時治療，也要注意飲食，良好的飲食對治療疾病有很好的幫助。西瓜、柚子、柑、橘、柳丁等都是對該疾病有好處的食物。早餐可以選擇吃一些綠豆粥、花卷，午餐可以吃絲瓜雞蛋湯、米飯，晚餐則可以吃一些麵條。日常生活中還可以用金銀花、蒲公英泡水喝。

注意個人衛生，勤換內褲，保持患處乾爽、通氣、清涼，外陰部不要清潔過度，可以用溫水清洗。切記在治療期間要避免性生活，不要引起其他細菌感染。不穿緊身褲，經期、產後（包括流產、引產、正產）保持內褲、經血墊紙清潔，禁房事、盆浴和游泳。外出旅遊和出差時宜自帶衛生潔具，避免交叉感染。避免長途跋涉、騎車或久坐不起。素體正氣虧虛者，尤應注意調攝，勞逸結合，以防正虛邪入。

兩湯治療陰挺

婦女子宮下脫，甚則脫出陰戶，或者陰道壁膨出，稱為陰挺，又稱陰脫、陰菌、陰痔、產腸不收、葫蘆頹等。其多由分娩損傷所致，常見於經產婦。現代醫學稱之為「子宮脫垂」「陰道壁膨出」。

西醫認為，子宮主要依靠盆底組織及各種韌帶，特別是主韌帶的維持，使子宮在盆腔內處於正常位置。若盆底組織損傷，韌帶鬆弛，則子宮失去支持而沿陰道方向下降，導致子宮脫垂。影響盆底組織及韌帶損傷的原因有妊娠、分娩、腹壓增加、肌張力減低、會陰裂傷等。

現在臨床上多採用西醫關於子宮脫垂的分度標準。病人採取膀胱截石位，醫生進行觀察，並囑病人在用腹壓下進行雙會診檢查，把子宮脫垂分三度。

Ⅰ度：子宮頸及部分宮體脫出陰道口。

Ⅱ度：子宮頸下垂到坐骨棘以下，但不越陰道口。

Ⅲ度：整個宮體脫出陰道口。

全國婦產科學術會議又將Ⅱ度分為輕重兩型：

輕Ⅱ度：子宮頸及部分陰道前壁脫出陰道口。

重Ⅱ度：子宮頸和部分宮體及陰道前壁大部或全部脫出陰道口。

中醫觀點裡，子宮借胞脈、胞絡的維繫而居骨盆腔中央。胞絡主要是指懸系子宮的韌帶，也包括骨盆組織在內。子宮主要依靠闊韌帶、子宮　骨韌帶、圓韌帶和盆底肌肉、筋膜的支托而保持其前傾的生理位置。若胞絡傷損，無力維繫則令陰挺下脫。傷損之因，主要為分娩所傷，素體不足，勞力過度，年老體虛等。

本病以脾虛腎虧為主，脾虛中氣不足，升提無權，帶脈失約；腎氣虛弱，衝任不固，系胞無力導致子宮升提攝納失司，此為虛證。脾腎虧損，濕濁內蘊，流注下焦，或體虛濕毒內侵；衝任帶脈失束，此為本虛標實證。明代張景岳《景岳全書．婦人規》中云：「此或因胞絡傷損，或因分娩過勞，或因鬱熱下墜，或因氣虛下脫，大都此證。」應該以升補元氣、固澀真陰為治療原則。

氣虛型

主要指中氣之虛。脾主中氣，其氣主升。若分娩臨盆過早，產程過長，坐產努力，勞倦過度，或分娩處理不當，胞絡損傷，加之產後過勞操持；或長期蹲、站位工作；或素體虛弱、營養不良、消瘦無力，或因慢性咳嗽、便祕等病影響致脾虛氣弱，中氣下陷，無力升舉，任帶失約，胞絡弛緩無力，不能提托子宮。或中虛生化乏源，氣血不足，不能濡養肌肉筋脈，以致胞絡鬆弛無力維繫胞宮，亦令下脫。臨證可見子宮下移或脫出陰道口或陰道壁外脫，勞則加劇，伴有四肢乏力，少氣懶言，面色少華，小便頻數，帶下量多，質稀色白，舌淡苔薄，脈虛細。

腎虛型

「胞絡者，系於腎。」腎藏精，主生殖，而子宮行經、胎孕的全部功能就是生殖，生殖功能又屬腎，先天不足，發育異常，早婚房勞多產，腎氣虧耗，精血不足，無力作強，胞絡弛緩；或年老體虛，腎元虛憊，天癸竭，精血虛少，胞宮、胞脈失於濡養；或腎陽虧虛，命門火衰，胞絡、子臟（子宮）失於溫煦，「子臟虛冷」，氣下沖則陰挺出。臨證可見子宮或陰道壁下脫，腰酸腿軟，小腹下墜，小便頻數，夜間尤甚，頭暈耳鳴，舌淡紅，脈沉弱。

濕熱型

子宮脫出之後，若調護不慎，易受濕熱病蟲侵淫，或脾虛濕注，兼夾肝火，合而濕熱蘊生，可致子宮表面潰爛，紅腫疼痛，是本病病理過程的併發症，因肝主筋，前陰為宗筋所聚，肝脈繞陰器，故前陰責之於「鬱熱下墜」。可出現紅腫潰爛、黃水淋漓、帶下量多、色黃如膿、有穢臭氣、肛門腫痛、發熱口渴、小便黃赤、灼熱而痛等症狀。

小妙方：黃芪甲魚湯

【材料】黃芪30克，枳殼15克，杜仲10克，鱉1000克，蔥、薑、鹽、料酒、味精各適量。

【作法】將鱉去甲殼腸雜，洗淨，切塊，諸藥以布包，加清水適量同燉至鱉熟後，去藥包、蔥、薑、鹽、料酒、味精調味服食，2日1劑。

【功效】可滋補腎陰，益氣固脫，適用於腎氣不固型陰挺。

小妙方：二麻豬腸湯

【材料】升麻10克，黑芝麻100克，豬大腸300克，鹽、味精各適量。

【作法】洗淨大腸，以布包升麻，與黑芝麻同放入豬大腸中，置鍋中，加清水適量同燉至大腸熟後，去升麻，鹽、味精調味，飲湯食腸，隔日1劑，連續3週。

【功效】可益氣升提，適用於氣虛下陷所致的陰挺。

子宮托：子宮托治療在於利用肛提肌的恥骨尾肌束將子宮托盤支撐於陰道穹窿部，阻止子宮頸下降，維持子宮頸在坐骨棘水準，托柄平陰道口，若陰道過於鬆弛者，用月經帶支持托柄。適用於第一及第二度子宮脫垂者。

產婦陰挺者要堅持新法接生，到醫院分娩，會陰裂傷者及時修補，注意產褥期衛生保健，產後注意休息，調養身體，使全身各系統及生殖器官儘快恢複。陰挺者應該避免重體力勞動，減少負重，同時保持大便通暢。保持外陰清潔，衣褲宜柔軟，活動亦須小心，避免或減少擦傷。另外，飲食上要忌生冷、辛辣，以免發生腹瀉與便祕。症重者治療期間應臥床休息。

芡實薏米粥治療異味黃帶

白帶是陰道內排出的分泌物，正常為白色、透明、如雞蛋清一樣的稀薄液體，無特殊氣味或略帶腥味。民間俗語說「十女九帶」，即大部分女性會有白帶異常的情況。白帶色黃、有異味有三種情況：

白帶呈乳白或淡黃色，膿性，量較多，有臭味，多伴有腹痛，一般由盆腔炎、慢性子宮頸炎或子宮頸內膜炎等引起。白帶發黃或黃綠色，稀薄有泡沫狀，或如淘米水樣，色灰白，白帶有臭味，大多是陰道滴蟲所致。多數質地黏稠，有時質地稀薄，典型的白帶呈凝乳塊樣（豆腐渣樣）或稍有黃色片塊狀，略帶臭味，緊黏附於陰道黏膜，多數是因為真菌感染所造成。

黃帶，指陰道內流出淡黃色、質稠黏的分泌物，甚則色深如茶汁，或有臭穢氣味。本病的主要病因是濕邪為患，濕邪傷及任帶二脈，使任脈不固，帶脈失約而發生帶下異常。其病邪除濕邪外，還與寒、熱、毒、瘀有關。黃帶為實證，主要分為兩種：一是肝經濕熱之黃帶，二是外感濕毒之黃帶。

肝經濕熱型

此類型患者表現為白帶色黃或有穢臭，或白帶呈泡沫狀，伴有外陰瘙癢，舌苔黃膩，脈滑或滑數。盆腔炎護理：杜絕各種感染途徑，保持會陰部清潔、乾燥，每晚用清水清洗外陰，做到專人專盆，切不可用手掏洗陰道內，也不可用熱水、肥皂等洗外陰。盆腔炎時白帶量多，質黏稠，所以要勤換內褲，不穿緊身、化纖內褲。

外感濕毒型

此類患者表現為白帶色黃，陰癢，納少口苦，心煩易怒，苔黃膩或薄黃膩，舌紅。伴細菌性陰道炎。治療宜清熱利濕止帶。陰道炎的護理方法：注意保持會陰部的清潔衛生，勤換洗內褲。內褲要經常置於日光下曝晒，紫外線消毒殺菌，防止病菌蔓延和復發。

平時有白帶色黃、有異味的女性，在排除宮頸炎、子宮內膜炎及黏膜下子宮肌瘤、子宮頸癌、輸卵管癌等器質性病變因素後，可以通過食用芡實薏米粥來調養。

小妙方：芡實薏米粥

【原料】土茯苓30克，薏米100克，白米100克，芡實30克。

【作法】將土茯苓切片或研末，放入砂罐中，加清水煎取汁，再加入白米、薏米，芡實煮粥。

【功效】清熱解毒，祛濕止帶。這款食療方能清熱利濕、治帶下，對白帶異常患者有非常好的調養作用。

土槿皮外洗方治療黏稠綠帶

健康女性陰道排出的白帶性黏而不稠，量適中，色白或無色透明，無特殊臭味，津津常潤。白帶黏稠帶綠色則是一種病態。

中醫把白帶黏稠帶綠稱之為「青帶下」。青帶下指帶下色青，甚則綠如綠豆汁，稠黏不斷，其氣腥臭。青帶下與肝有密切關聯，與脾、腎也相關。要去肝之火，利膀胱之水，才能去除青帶下之病。中醫認為，青帶下主要證型為肝經濕熱證。

肝經濕熱型

患者主要由於肝經濕熱下注，損傷任帶，表現為帶下量多，色黃如膿，稠黏臭穢；濕熱浸漬，則陰部瘙癢，甚則灼痛；濕熱薰蒸，則頭暈目眩，口苦咽乾；熱擾心神，則心煩不寧；濕熱傷津，則便祕溲赤。舌紅，苔黃膩，為肝經濕熱之征。應當疏肝解鬱，清泄濕熱。

平時有白帶黏稠帶綠色的患者，在積極進行藥物治療的同時，也可用外洗進行調理。

土槿皮外洗方。原料：土槿皮30克，敗醬草30克，紫花地丁15克，黃柏15克，苦參15克，金銀花15克，野菊花15克，連翹15克，車前草10克。作法：以上諸藥加入清水煮沸，倒入盆中備用。用法：趁熱熏洗外陰，每晚熏洗一次，每劑連用3日。此方對於肝經濕熱導致的白帶黏稠帶綠色有奇效。

治療滴蟲性陰道炎注意事項

起居調理：注意個人衛生、保持外陰清潔乾燥；勤洗換內褲，不與他人共用浴巾、浴盆，要穿純棉內褲，患病期間用過的浴巾、內褲等均應煮沸消毒。治療陰道炎期間禁止過性生活，月經期間避免坐浴。

飲食調理：飲食宜清淡，忌辛辣刺激的食物。

精神調理：陰道炎患者應穩定情緒，加強鍛鍊、增強體質，提高自身免疫功能。

馬鞭草外洗方治療血性白帶

白帶帶血在醫學上稱為「血性白帶」，症狀為陰道出血，量少色紅，或赤白相間，發生在月經期以外的時間。

生理性血性白帶，一般是月經後期，人流或自然流產後出現，如果量和持續時間短，可自行緩解；血性白帶持續時間長、有加重趨勢時，必當就醫。

病理性血性白帶，一般有下列疾病的可能

白帶帶血，月經量增多，經期延長但週期正常，多可能是子宮肌瘤、子宮肌腺症，此外，裝避孕環者也有可能經量增多。

月經週期不規則的白帶帶血，應先排除子宮內膜癌。

長期持續白帶帶血，多為生殖器官惡性腫瘤，如子宮頸癌、子宮內膜癌等。

停經後白帶帶血，育齡婦女多考慮與妊娠有關的疾病，如流產、宮外孕、葡萄胎等；絕經後婦女則多有惡性腫瘤的可能。

性交後白帶帶血，多為宮頸糜爛、宮頸息肉、子宮頸癌或黏膜下肌瘤。

陰道出血伴白帶帶血，多考慮為晚期子宮頸癌、子宮內膜癌伴感染。

經前經後白帶帶血，一般為卵巢功能異常，亦可能是子宮內膜異位症。排卵期出血，白帶帶血，出血量不多，有些人僅有少量的咖啡色分泌物，一般持續半天或2～3天，最多不會超過7天，可伴有輕微的排卵痛和腰酸。

有些女性在無保護措施的性生活後，會因服用緊急避孕藥出現白帶帶血。一般人流或自然流產後3～7天陰道流血會停止，極個別人由於體質虛弱、勞累等原因會延長，但這需要由醫生來判斷。

中醫把在非行經期陰道內流出赤色或赤白相間的黏液稱為「赤帶」或「赤白帶」，以育齡期婦女多見，也可見於青春期婦女。如更年期婦女見此情況要警惕有腫瘤的可能。中醫認為，赤帶或赤白帶與肝、腎功能關係密切，可分為兩種證型：一是肝火證，由於抑鬱多怒傷肝，肝鬱化火，心肝之火下注任帶二脈，帶脈失約而致；二是腎虛證，由於年老體衰，腎陰虧虛，陰虛生內熱，熱注帶脈，帶脈失因而致。

肝火型

這類患者主要症狀為帶下色赤或赤白相間，或有腥臭氣味，陰道灼熱，瘙癢，心煩易怒，口苦乾，尿赤，排便艱難。苔薄黃，舌質紅，脈弦。肝火證治法以清肝瀉火止帶為主，平時還應注意調理情志，放寬心，少發脾氣。

腎虛型

這類患者表現為帶下色紅清稀，陰道熱灼刺痛，口乾咽燥，頭暈耳鳴，腰酸膝軟，潮熱盜汗，舌紅少津，脈細數。腎虛治法以滋陰降火止帶為主，平時要注意休息，增加鍛鍊、增強體質。

平時有赤帶或赤白帶的患者，在排除器質性病變、宮內節育器、術後等因素後，在放鬆精神的同時，可以用外洗方進行調理。

馬鞭草外洗方。原料：馬鞭草30克，茜草15克，石榴皮30克，白茅根15克。作法：以上諸藥加水煎煮，去渣備用。用法：溫水坐浴。浸泡清洗陰道10分鐘，每日1次。7天為1療程。

白帶帶血有以下禁忌

忌食辛辣煎炸及熱性食物、煙、酒，避免發生不良性行為。

兩粥治療白帶量多

白帶色白量多是婦科臨床最常見的一種症狀，指陰道分泌物的增加。許多人因白帶過多而就診，但對白帶的敏感性因人而異，差別很大。

正常的生理性白帶過多

白帶增多不一定等於患病，怎樣區分白帶增多是生理性的還是病理性的呢？正常的生理性白帶增多，可以表現為下列幾種情況：

孕期性白帶增多。女性妊娠後，卵巢的黃體分泌大量雌激素和孕激素，以維持孕卵的著床和發育。

許多孕婦感到陰部總是濕漉漉的很難受，這是妊娠期的正常表現。不是感染，無須治療。

壓力性白帶過多。一些女性在激烈的競爭環境中，為了不被淘汰，為了高薪，往往對自己提出了過高要求和奮鬥目標，忙工作、忙交際、忙「充電」，精神壓力過大，長此以往會引起神經功能紊亂，影響人體內分泌調節，進而出現白帶增多現象。

週期性白帶過多。呈週期性變化，但在初期因為少女卵巢功能不全，月經週期不穩定，白帶較少。少女發育成熟後，在排卵期白帶極度稀薄而透明，排卵後2～3天，白帶又逐漸變黏稠和渾濁，量也漸漸減少，這都是正常現象。

性生活頻繁導致性白帶過多。婦女婚後過性生活時會因性興奮而導致盆腔充血，繼而陰道分泌物大量增加，白帶明顯增多，刺激時間越長，刺激越強烈，分泌物越多。這些都是正常生理現象和生理反應。另外，社交場合的女性由於性意念的原因，也會使白帶增多。

其他正常情況。行經前後由於盆腔充血使陰道及子宮分泌增加；性交時射入陰道的精液多數流出體外，也不能被誤認為白帶增多。

病理性白帶過多

性病造成白帶過多。生殖器皰疹造成白帶過多，會陰部有一個或多個小而搔癢的紅丘疹，後產生皰疹，3～5日後破裂形成潰瘍、結痂並有疼痛，局部淋巴結腫大、壓痛，伴發熱、全身不適、頭痛。淋病造成白帶過多，黃色膿性，外陰部燒灼感，尿痛，尿頻，排尿困難，發熱，寒戰，頭痛，缺乏食慾，噁心嘔吐，可有經期延長、月經過多。尖銳濕疣造成白帶過多，會陰部散在微小的乳頭狀疣，逐漸增大、增多，互相融合成雞冠狀或菜花狀固塊，質較軟，表面濕潤，粉紅或黯紅色，頂端會角化或感染潰爛。

放避孕環後出現白帶過多。放環後白帶過多有兩種類型，一類是白帶淡黃或淡紅，有的還帶血絲，量中等，伴經期延長。這類情況多數是因為放環時間較長，有的達10年左右。另一類是膿性白帶，量多，月經中期也有些血絲，伴小腹隱痛、腰酸，甚至有低熱。這類情況多數發生在放環後不久，也有的在放「V」形環後數年內出現，在用抗生素後會緩解甚至消失，但經常復發。

對於白帶帶下色白、終日連綿不絕的症狀。傅青主*認為，「白帶乃濕盛而火衰，肝鬱而氣弱，則脾土受傷」所致，脾與胃互為表裡，脾病必及於胃，故「治法宜大補脾胃之氣，稍佐以疏肝之品」。中醫認為帶下過多與肝、脾、腎密切相關，因此，白帶過多主要為虛證。

脾虛型

指脾虛所致的帶下過多。由於脾失健運，濕聚下注，傷及任帶二脈所致。症見帶下量多，色白或淡黃，如涕如唾，連綿不斷，兼見面色淡黃、神疲納差、腰酸腹墜等。治宜健脾益氣，升陽除濕。

腎虛型

指腎虛所致的帶下過多。多因先天不足，早婚多產，損傷腎氣，以致腎陽不足，命門火衰，火不生土，脾失健運，寒濕下注傷及任帶二脈。症見帶下量多，淋漓不斷，清稀如水，面色晦暗，腰痛如折，

*註：傅青主，明末清初人，通醫學，著有《女科》。

少腹覺涼，得熱則舒，便溏，尿液清長。治宜溫腎補陽。

臨床最常見的證型是脾虛型和腎虛型。針對脾虛型可用扁豆山藥粥，腎虛可用蓮子烏雞粥。

小妙方：扁豆山藥粥

【原料】白扁豆60克，鮮山藥60克，蕎麥50克，白米100克。

【作法】以上諸料加入砂鍋中，加入清水適量，煮爛即可。每日1劑，早晚分2次服用。

【功效】健脾益氣，除濕止帶。

小妙方：蓮子烏雞粥

【原料】蓮子（去心）60克，鮮山藥60克，枸杞子30克，烏雞1隻，鹽適量。

【作法】洗淨烏雞，將蓮子加入雞腹中，外用線固定，加水適量，文火煮爛，將雞撈出和鮮山藥、枸杞子煮粥，加鹽調味。服法：喝粥吃雞。

【功效】益腎填精，收澀止帶。

第八章

美容減肥小妙方，
漢方養生又美顏

自我檢測面色異常

人在正常生理狀態下的面色，通常表現為紅黃隱隱、明潤含蓄。此面色表示精氣充沛、氣血旺盛、陰陽調和，即為常色。面色異常是人在病理狀態下，面部呈現不正常的顏色和光澤，中醫學上稱之為病色。根據病色表現出青赤黃白黑的不同，可以獲知五臟六腑之盛衰，診斷疾病的輕重和進退，中醫學稱這種方法為望面色。

面色發青，多由缺氧導致皮下瘀血，常見於先天性心臟病、心力衰竭、支氣管哮喘、慢性阻塞性肺疾病、肺癌等，以及中毒性休克、劇烈疼痛和小兒驚風等。

面色發紅，多因血液循環不良致面部微血管擴張而引起，多發生於高熱性疾病，如傷寒、瘧疾、肺結核、重症肺炎、急性胃腸炎，以及高血壓、充血性心衰竭等。

面色發黃，多由肝細胞壞死，或是膽道阻塞，膽紅素在血漿內增多而致皮膚及黏膜變黃，多見於急慢性黃疸型肝炎、膽囊炎、膽結石、胰頭癌，以及消化吸收不良、腸道寄生蟲病等。

面色發白，是因面部微血管痙攣，局部充血不足而引起，多見於營養不良、急性大出血、劇烈精神刺激、甲狀腺功能減退、慢性腎炎、鉛中毒、慢性消耗性疾病、休克等。

面色發黑，是由於色素異常沉著而致，多見於腎上腺素功能減退症、慢性腎功能不全、慢性心肺功能不全、肝硬化、肝癌、糖尿病、慢性砷中毒及黑色棘皮症等。

中醫認為，青色主寒證、痛證、瘀血證、驚風證、肝病。赤色主熱證，火熱旺盛，血色上榮，故面色赤紅。實熱證見滿面通紅，虛熱證見兩顴潮紅。黃色主濕證、虛證，是脾虛濕盛的表現。脾虛失於健運，則水谷精微不得化生氣血，水濕不化蘊結肌膚，而見黃色。白色主虛寒證、血虛證，為氣血虛弱不能榮養機體的表現。陽氣不足，無力推動氣血運行，面色淡白而消瘦，多屬營血虧損。黑色主腎虛證、水飲證、寒證、痛證及瘀血證。面黑而焦乾，多為腎精久耗，虛火灼陰；眼眶周圍色黑，多為腎虛水泛；伴有水腫、腰痛明顯者，多為寒凝瘀阻；伴有肌膚甲錯者，多為瘀血所致。

人們可以利用相關醫學知識對身體進行自查，如果發現面色異常，可以初步判斷是否生病，做到及時且準確地就診。關於日常預防和護理，應該進行適當的體育鍛鍊，增強體質；保持情緒舒暢，注意休息和睡眠；調整飲食結構，如氣血虧虛，可食用黃芪、龍眼、大棗等益氣補血之品，如脾虛濕盛，可服用薏苡仁、山藥、紅豆等補脾化濕之物。此外，可以學習簡單的穴位按揉和艾灸薰蒸之法，特別適用於慢性久病患者，以及陰冷虛寒之證。

薏仁白芷粉治療面部粗糙

每到夏季，很多人皮膚油膩發亮，卻還是會有緊繃的不適感，特別是面部肌膚。這是因為夏天室外天氣炎熱，面部皮膚直接暴露在燥烈的空氣中，汗出如油，大量出汗會帶走肌膚的水分。當回到室內，乾燥的空調風更加會導致皮膚水分散失，所以夏季反而感覺顏面肌膚乾澀發緊。

中醫學認為，人體是一個有機的整體，「有諸內者，必形諸外」。皮膚乾澀多為燥邪致病，「燥勝則乾」。因各種原因導致體內津液不足，精血枯竭，或津液不能正常輸布，使臟腑、組織、器官、毛竅失於濡養，表現於體表皮膚乾澀粗糙。燥邪受季節、地域和個人體質等多重因素的影響，一般分為內燥和外燥。外燥是指感受外界燥邪而發病，多從口鼻而入，其病從肺衛開始，有溫燥和涼燥之別，受氣候影響，或是與使用肥皂等化學品有關。內燥是津傷液耗所致，熱盛津傷，或發汗、嘔吐、瀉下後傷亡津液，或失血過多，或久病精血內奪等原因引起，常表現為口咽乾燥、皮膚乾澀粗糙、毛髮乾枯不榮、大便乾結等津傷血少之症，故又稱為「津虧」或「血燥」，與飲食等因素密切相關。皮膚又乾又澀，亦是內外因共同所致。因燥邪傷肺，而肺主皮毛，主一身之氣，其宣發作用能將衛氣輸布體表，衛氣具有「溫分肉、充皮膚、肥腠理、司開合」的生理功能，且「衛氣和則分肉解利，皮膚調柔，腠理緻密矣」。夏日腠理毛孔張開以散熱，吹空調會使冷氣直入臟腑。另外，天氣炎熱後很多人嗜食寒涼之品，「形寒飲冷則傷肺」，這些不良的生活習慣都會加重肺臟的損傷。可見，肌膚乾澀、毛孔粗大的病位臟腑主要在肺，「燥者濡之」，故臨床治療上多以「滋陰潤燥」為主。

顏面皮膚又乾又澀，尤需膳食預防和護理。人體皮脂腺裡分泌的油脂，主要成分是不飽和脂肪酸。食物中，芝麻、核桃中的不飽和脂肪酸含量較多，多吃這些食物，可以促進油脂分泌。蛋白質是皮膚的組成部分，多吃魚蝦和豆製品可以促進新陳代謝，起到修復皮膚的作用。攝取維生素能保持皮膚彈性、抗氧化物侵蝕和防止皮膚細胞早衰。

含維生素A多的食物，如胡蘿蔔、番茄、橘子、菠菜、芹菜等；含維生素B多的食物，如麥芽、蜂蜜、蘑菇、雜糧、豆類、香蕉等；含維生素C多的食物，如柑橘、葡萄、芹菜、番茄等；含維生素E多的食物，如麥胚、穀物、植物油、豌豆、芹菜、花粉、豆類等。含鐵多的食物，如動物肝臟、蛋黃、海帶、紫菜等，可以供給充足的血液，使皮膚紅潤光澤。膠原蛋白能使細胞變得充盈豐滿無皺紋，彈性蛋白可使皮膚滋潤有彈性，可適當食用豬蹄、動物筋腱和豬皮等。

此外要多喝水，特別是在起床後飲用少量溫開水，可清除體內殘餘的毒素，不要喝含咖啡因或有興奮作用的飲料。室內可使用加濕器增加濕度，洗手後使用護手霜。洗澡不要過勤，且水溫不宜過熱，否則會洗掉皮膚上的天然油分，避免使用鹼性肥皂以致皮膚表層酸鹼失衡，浴後要塗抹含有保濕成分的潤膚乳。加強體育鍛鍊，如進行一些微出汗的適宜運動，比如快走和散步。每天按摩面部1～2次，每次5分鐘左右，以促進血液循環，改善皮膚的生理功能。選用清爽不油膩、透氣性好的化妝品，儘量避免使用含動物油和礦物油的產品，不宜使用撕拉型的去油或緊膚面膜，否則肌膚會在過度強硬的撕扯下變得更加脆弱和鬆弛。

可長期用薏仁白芷粉潤澤肌膚。原料：生薏苡仁粉、白芷粉、杏仁粉各6克，鹽3克。作法：以上諸藥加適量水調成糊狀，充分混勻，敷於面部10～20分鐘。待半乾時，清水洗淨即可。

苦瓜美白保濕面膜治療皮膚乾燥

皮膚乾燥是指皮膚因缺乏水分而出現不適，發病特點為皮膚陣發性搔癢，浴後和夜晚加重，無原發皮損，搔抓後常出現抓痕、色素沉著、苔蘚樣變等繼發損害或引發感染，以雙小腿、雙上臂外側及手背等處多見皮膚增厚變粗糙為主，嚴重者出現乾燥裂紋、脫皮鱗屑。

秋冬季節發病率高。因為秋冬季節氣候逐漸變涼，晝夜溫差大，空氣寒冷乾燥，毛孔收縮和代謝慢，皮膚表面水分大量流失，致使肌膚乾燥，繼而出現搔癢、皸裂、脫皮和鱗屑等症。發病群體以中老年人表現突出，女性患者居多。

雖然秋冬季節沒有夏日自覺口渴缺水，但應養成定時補充水分的習慣，少量多飲，每日補水量不少於2000毫升。多食用一些甘涼滋潤、生津通便之品，如絲瓜、黃瓜、芹菜、鮮藕、蘿蔔、銀耳、黑芝麻、甘蔗、枸杞、百合、香蕉、秋梨、荸薺以及粥食和新鮮葉菜類蔬菜等。宜少吃辛辣香燥、刺激性強和容易脫水的精細食物，如酒茶、咖啡、可樂、鹿肉、羊肉、辣椒、花椒、蔥薑蒜等，少吸煙，以免影響身體對水分的吸收。

當然，還可以敷面膜來對付面部的皮膚乾燥，如苦瓜美白保濕面膜。原料：苦瓜粉2茶匙，薏苡仁粉1茶匙，珍珠粉適量。作法：以上諸藥放入面膜碗加適量牛奶或涼水充分攪拌成糊狀，敷於面部10～15分鐘，待面膜半乾後清水洗淨，每週2次。

對於此病的日常護理，要做好戶外防風防寒，若處於乾燥的室內，應注意居住環境的防燥保濕，室溫最好保持在18℃～20℃，濕度不低於45％，留意使用加濕器，或在室內放幾盆清水，每日用濕拖布擦地，起到加濕效果。秋冬季節應適當減少沐浴次數和縮短洗浴時間，不宜使用涼性和強鹼性洗浴用品，應選擇偏弱酸性、滋潤性較強的浴液，避免使用清潔力過強的鹼性香皂，避免水溫過高導致皮膚表面微血管擴張而加快體表水分的蒸發。

洗完澡後可塗抹一些保濕類護膚品。穿著寬鬆純棉的貼身衣服，衣物要澈底清洗，不能殘留洗滌劑等化學成分。對於季節性明顯的皮膚乾燥、出現鱗屑的現象，還是以預防和非藥物治療為主，也可外擦藥膏，如維生素E乳膏、尿素膏、凡士林、橄欖油等。

在乾燥的秋冬季節，特別適宜食用胡蘿蔔。因為它含有豐富的β胡蘿蔔素，在小腸內可轉化成維生素A，而維生素A有保護皮膚表皮層的作用，可使皮膚柔潤光澤、有彈性。不過，要想胡蘿蔔發揮潤澤肌膚的作用，唯有通過切碎、煮熟等方式，使其細胞壁破碎，β胡蘿蔔素才能釋放出來，為人體吸收利用。此外，β胡蘿蔔素屬於脂溶性物質，只有溶解在油脂中時，才能轉變成維生素A，從而被人體吸收，所以胡蘿蔔要用油炒，或和其他含油脂類食物同用，才可達到滋潤的功效。然而，烹調過程中，醋會破壞β胡蘿蔔素，大大降低胡蘿蔔的營養價值，所以要避免與醋同用。具體方法是先將適量胡蘿蔔洗淨切碎，用素油煸炒，使其營養成分釋放，再加入白米和水煮粥。白米甘平，具有養陰生津、除煩止渴、健脾補中、益胃生津的功效。胡蘿蔔粥特別適用於皮膚乾燥甚則皸裂脫屑者。

兩茶治療痘痘黑頭

青春痘相當於西醫學所說的尋常性痤瘡，是一種慢性炎症性皮膚病，好發於顏面、上胸及背部等皮脂腺豐富的部位，多呈針頭及米粒樣大小的皮疹，一般無自覺症狀或稍有瘙癢，若炎症明顯時，可引起疼痛或觸痛。很多人習慣用手擠青春痘，這樣做會嚴重損傷皮膚結締組織，造成不可逆的損傷，如凹陷性疤痕或色素沉澱。因為指甲內易藏細菌，容易引起皮膚發炎，不但擠不出青春痘來，還會讓毛孔越變越大，更易感染。

青春痘屬於傳統醫學中「粉刺」「肺風粉刺」「酒刺」的範疇。中醫認為，引起粉刺的病因責之肺脾胃。脾胃失司，氣血生化無源，飲食不節，嗜食肥甘厚味、辛辣之品，氣滯血瘀濕阻，循經上至頭面而發本病。或因過食肥甘、油膩、辛辣食物，脾胃蘊熱，薰蒸於面而成；而好發於鼻周的黑頭處，正歸屬於足陽明胃經。

肺經風熱型

此類患者多因肺經感染風熱之邪而起，表現為紅色丘疹，或有癢痛，舌紅苔黃。治療上宜清肺散風。

濕熱蘊結型

此類患者多因飲食不節，過食辛辣肥甘而誘發，表現為皮損紅腫疼痛，或有膿皰，伴口臭，便祕，尿黃，舌紅，苔黃膩。治療上宜清熱化濕。

痰濕凝滯型

此類患者多因脾失健運，化濕生痰，凝結肌膚而致，表現為皮損結成囊腫，或伴有納呆，便溏，舌淡胖，苔薄白。治療上宜化痰健脾滲濕。

衝任失調型

此類患者多見於女性，與月經週期有明顯關係，經前皮疹明顯增多加重，經後皮疹減少減輕，或伴有月經不調，量少，經前心煩易怒，舌苔薄黃。治療上宜調理衝任。

小妙方：枇杷茶

【原料】枇杷葉10克，淡竹葉10克，生槐花10克，白茅根30克，杭菊花5克，嫩桑葉5克。

【作法】放入茶杯內，用沸水浸泡15分鐘，可頻飲。

【功效】清泄肺胃之熱、通利臟腑、散結陳濕，特別適用於肺經風熱引起的青春痘。

小妙方：陳皮茯苓普洱茶

【原料】陳皮10克，茯苓10克，熟普洱10克。
【作法】水煎，代茶飲。
【功效】適用於痰濕凝滯型，健脾化濕。

其實，多數人青春期過後就不會再大面積長痘痘，有時只會在熬夜或是進食刺激性食物後冒出幾顆，所以不需要特殊的藥物治療，關鍵是在衛生清潔的基礎上，調理飲食和情志。多喝水，飲食以清淡為主，多食用富含維生素的新鮮蔬菜、水果和粗纖維食物，如多吃白蘿蔔、荸薺、牛蒡、白菊花、薄荷等，這類食物能加強肺部代謝，補充體內維生素和礦物質，保持大便通暢。

注意面部和手部衛生，選用適合油性膚質的洗面乳清潔面部，避免用鹼性肥皂和含動物油、礦物油的化妝品，使用質地清爽的補水產品或是有控油作用的護膚品；做好防曬工作，避免長時間照射紫外線。

如果青春痘極其嚴重，面部出現嚴重的皮膚紅腫現象，有發炎徵象，應及時去皮膚科就診，檢查是否為痤瘡短棒菌苗或白色葡萄球菌感染所致。若是，應系統性使用四環素類或紅黴素類藥物抗感染治療，抑制皮脂腺功能，顯著減少皮脂分泌及黑頭粉刺的形成。若為真菌感染，應選用外用抗真菌性藥物。青春痘並不可怕，但也不可大意，關鍵在於平時的預防和護理。

食療、外敷治療黃褐斑

黃褐斑是一種面部色素代謝異常的皮膚病，起病緩慢，多見於中青年女性，好發於額、眉、頰、鼻頭、唇上等部位。因發生在面部，會影響容貌美觀。雖然患者局部一般無自覺症狀，但若常年不癒，會伴發月經不調、失眠惱怒以及內分泌紊亂等併發症，損傷女性身心健康。

外界刺激、代謝異常、劣質化妝品、母體孕產等都會導致發生黃褐斑。

中醫學稱此病為「面塵」「肝斑」「黧黑斑」，認為其與肝、脾、腎三臟失調有關。

肝鬱氣滯型

這類患者常常因情志不暢而誘發，表現為胸悶噯氣，兩脅脹痛，心煩易怒，失眠多夢，面色晦暗，經前多會出現乳房脹痛不適，痛經，經色紫黯夾有血塊，舌黯苔薄黃。治療上宜疏肝解鬱，理氣消斑。

肝脾不和型

這類患者常常表現為脅腹脹滿或竄痛，善太息，急躁易怒，缺乏食慾，腹脹便溏，因情志波動而引發腹痛腹瀉，舌苔白膩。治療上宜調理肝脾，化瘀消斑。

肝腎陰虛型

此類患者常常表現為頭暈耳鳴，腰膝酸軟，五心煩熱，潮熱盜汗，咽乾口燥，月經先期，量少色黑，舌紅苔少。治療上宜滋養肝腎，養血和血。

瘀血不暢型

此類患者常常表現為兩脅脹痛，時有刺痛，伴頭暈頭痛，月經量少或閉經，色黑有瘀塊，面色黧黑，舌紅，兩邊有瘀斑。治療上宜疏肝理氣，活血化瘀。

出現色斑，是臟腑功能逐漸衰退的徵象，所以適齡女性都應提高警惕，加強預防和護理。

小妙方：薏仁蓮子粥

【原料】薏苡仁１５０克，蓮子50克，大棗5枚，冰糖少許，冷水１０００毫升。

【作法】薏苡仁洗乾淨後冷水浸泡3小時，蓮子去心，大棗去核。用冷水將薏苡仁煮沸後加入蓮子和大棗，燜煮熟爛，加適量冰糖熬成粥狀即可。

【功效】美白保濕，顧護脾胃，滋養皮膚，消除色斑。

另外，可以外敷蜂蜜對面部皮膚進行護理。具體方法是，將蜂蜜、甘油、麵粉、水，以1：1：1：3的比例，混合調膏敷於面上，靜待20分鐘後，用清水洗去，此法可使皮膚嫩滑細膩，除去皺紋及色斑；或取蜂蜜1匙，鮮蜂王漿1匙，雞蛋清1個，加入適量水調成糊狀，塗於面部，30分鐘後用溫水洗去，再用鮮蜂王漿1克加少許甘油調勻塗於面部，每週1次，此法對清除臉部色斑及暗瘡特別有效。現代藥理研究發現，蜂蜜能夠美白、抗皮膚老化、抗自由基氧化和抑制酪氨酸酶活性，減少皮膚黑色素生成，能吸收紫外線，消除黃褐斑，且具有抗細菌及病毒、抗真菌、抗腫瘤、抗輻射、消炎、止痛、促進組織癒合和調節免疫功能等作用。

平時注意防曬防塵，避免強烈紫外線的直射，加強皮膚保濕，減少面部水分流失，確保充足睡眠和舒暢的心情，謹防過度疲勞和憂思惱怒，調整飲食結構，做到營養均衡。多吃富含鋅、鈣的食物，如玉米、扁豆、黃豆、蘿蔔、扇貝和牛奶，以加速蛋白質合成和細胞再生。

核桃桑葚黑豆粥治療脫髮

現代社會，迫於生存環境和壓力，越來越多年輕人出現大片狀脫髮現象，特別是腦力工作者，以城市中白領階層的發病率最高。人們將此病稱為「鬼剃頭」，從醫學角度而言，這種頭部突然發生圓形或橢圓形大小和數目不等、邊界清楚的脫髮疾病叫做斑禿，是一種良性、非瘢痕性的脫髮，起病急驟，病程纏綿，一般無自覺症狀，能自癒，但容易復發。

斑禿發病機制尚不明確。西醫學對斑禿的研究仍在進展中。中醫認為斑禿屬於中醫學中「油風」的範疇，古代文獻中，對此病的病因病機及症狀特徵多有記載。古人認為此病主要因先天稟賦不足，肝腎及氣血虧虛，或因血虛風燥、血瘀阻絡，發竅失養而引起，七情失調、飲食不節、勞倦過度、久病重病等均可造成五臟六腑虛損，氣血失調，導致毛髮失養。其病變在毛髮，病位在臟腑。肝藏血，髮為血之餘；腎主骨藏精，其華在髮；脾胃運化水谷精微化生精血，故與肝、腎、脾三臟關係最為密切。中醫治療手段多樣，藥物內服以補益肝腎及益氣養血潤燥為主，可配合外治、針刺等多種方法。常見辨證分型有以下幾種。

血熱生風型

此類患者常表現為突然成片脫髮，偶有頭皮瘙癢或蟻走感，或伴有頭部烘熱、急躁不安，手足蠕動或癒疢，形體消瘦，神疲倦怠，齒乾唇裂，舌紅苔少。治宜涼血息風。

肝鬱血瘀型

此類患者常常表現為脫髮前先有頭痛、頭皮刺痛或胸脅疼痛等自覺症狀，繼而出現斑片狀脫髮，久之則頭髮全禿。常伴有失眠多夢，煩躁易怒，或胸悶不暢，胸痛脅脹，喜太息，舌質紫黯或有瘀斑，舌黯苔少。治宜疏肝解鬱。

肝腎不足型

此類患者往往得病日久，平素頭髮枯黃或灰白，發病時頭髮呈大片均勻脫落，甚或全身毛髮盡脫，或有脫髮家族史。常伴有腰膝酸軟、頭暈目眩、耳鳴耳聾、失眠多夢、畏寒肢冷，月經量少，舌淡苔薄或苔剝。治宜補益肝腎。

脾腎兩虛型

此類患者往往得病日久，平素面色淡白或萎黃，神疲乏力，氣短懶言，頭暈眼花，嗜睡或失眠，腰膝酸軟，納少腹脹，便溏尿多，舌質淡紅有齒痕，苔薄白。治宜健脾養血。

雖然多數斑禿患者並無身體不適，但年紀輕輕，被脫髮所困擾，會引起情志抑鬱，影響正常生活。對於高發人群來說，預防和護理顯得尤為重要。

小妙方：核桃桑葚黑豆粥

【原料】核桃仁100克，桑葚150克，黑芝麻100克，黑豆100克，黑糖50克。

【作法】上述食材放入鍋中，微火炒至炸花，待涼後，用食物調理機粉碎過篩，留取細末。再入鍋中微火翻炒一遍，待熟透，拌入黑糖，每天沖服3勺。

【功效】補脾益腎，烏鬚黑髮。

脫髮患者平時應保持充足的睡眠和愉悅的心情，減輕精神壓力，消除心理障礙，避免過度疲勞和憂思，補充維生素和微量元素。在飲食結構上，補充鐵質，多食用黃豆、黑豆、蛋類、白帶魚、蝦、熟花生等；補充植物蛋白，多吃大豆、黑芝麻、玉米等；多吃含鹼性物質的新鮮蔬菜和水果，少吃肝類、肉類、洋蔥等酸性物質含量多的食物；補充碘質，以增強甲狀腺分泌功能，如多吃海帶、紫菜、牡蠣等；

補充維生素E，多吃鮮萵苣、高麗菜、黑芝麻等。

首烏酒治療少年白髮

少年白髮是指由於毛髮黑色素細胞功能過早衰退而出現頭髮變白的疾病，發病人群不足35歲，民間俗稱「少年白」。現代社會，少年白髮的患者越來越多，且低齡化趨勢越發顯著。從醫學角度而言，少年白髮分為先天性和後天性，前者因遺傳而起，後者的發病機制則多複雜。

西醫學認為，過早出現白髮，與遺傳因素、營養不良、精神刺激、早衰、內分泌紊亂以及全身慢性消耗性疾病等有關。缺乏運動，空氣汙染也是「少年白」的誘因和加重因素。

中醫學認為，肝藏血，髮為血之餘，腎主骨，其華在髮，故頭髮的生長與先天腎氣、肝腎精血密切相關。如果先天不足，後天失養，臟腑功能虛弱，氣血陰陽虧虛，無以充養毛髮，則白髮早生。憂愁思慮、脾失健運、氣血生化無源，或勞神過度、失眠多夢、耗傷陰血，皆可傷及五臟，虛損氣血，使頭髮失去溫煦濡養。因此，少年白髮多責之肝腎，與心脾等有關。肝腎不足的鬚髮早白，多見頭暈目眩、腰膝酸痛、面容枯槁、耳鳴耳聾等症狀。治療方法以補肝血、補腎氣為主，兼及顧護脾胃，健脾益氣，疏肝解鬱。

小妙方：首烏酒

【原料】制首烏50克，桑葚50克，黃精30克，熟地黃30克，當歸20克，枸杞30克。

【作法】取白酒5～10斤，將上述藥材加入酒中浸泡3週，每天飲用約30毫升即可。（生首烏有毒，用量過大會造成一定程度的肝腎功能損害，所以要在正規藥店購置經過九蒸九曬的制首烏。）

【功效】烏髮潤膚，補血益精。

少年白髮，病程長，見效慢，需要堅持治療。此外，適當按摩頭皮，每日睡覺前和次日起床後，雙手手指插入髮中，自前額經頭頂到枕部，來回揉搓數分鐘，可促進血液循環，改善頭部營養的供應，也有一定烏髮生髮功效。

桑葉薄荷水治療乾眼症

乾眼症是一種慢性眼表疾病，指各種原因引起的淚液質和量或動力學異常，導致淚膜不穩定和眼表組織病變，並伴有眼部不適症狀的一類疾病總稱。

乾眼症屬於中醫學「白澀症」「神水將枯」症的範疇。此病古人多從「燥」治，因燥邪損傷氣血津液，致其虧虛不能上榮於目，目失濡養而出現目乾澀等症狀。臨床上分有以下幾種證型。

痰瘀互結型

此類患者多表現為眼澀疼痛，伴有食少腹脹，大便稀溏，口乾或黏，月經量少，舌黯或有瘀斑，苔白膩或黃膩。治療上宜健脾活血，化痰消瘀。

濕熱壅滯型

此類患者多表現為眼澀不爽，畏光多眵，視物不清，伴有便乾，溲黃，舌紅，苔黃膩。治療上宜清熱利濕，行滯消壅。

脾胃氣虛型

此類患者多表現為雙目酸脹，視物模糊，伴有神疲乏力，氣短懶言，舌淡紅，苔薄。治療上宜健脾益氣，養胃補虛。

陰血不足型

此類患者多表現為雙目乾澀，伴有口乾、咽乾、大便乾，夜寐多夢，舌紅少津。治療上宜滋陰平肝，養血益精。

對於近年來不斷增多的輕微乾眼症患者，預防和護理才是首要措施，特別是針對長期在封閉乾燥的環境中，伏案對著電腦的工作者，或是在空調環境中保持同一姿勢開車的人群，尤為關鍵。

小妙方：桑葉薄荷水

【原料】芒硝30克，桑葉10克，薄荷3克，穀精草10克。

【作法】取上藥，加水600毫升，煎煮後去渣取汁，用小毛巾蘸水敷眼部，一次15分鐘為宜。

【功效】清肝明目，去火退翳。

改善乾眼症患者的工作和生活環境，儘量減少使用空調，定時開窗通風，維持房間適宜的濕度，同時確保充足睡眠，使眼睛休息，避免用眼過度，定時做眼球保健操，增加眨眼次數，減少眼球暴露於空氣中的時間，降低並避免淚液的蒸發量。

四方治療口臭

口臭又叫做口氣，指口中有悶臭難聞的異味。隨著生活水準的提高，越來越多人有口臭困擾，在工作交往中，顯得尤為尷尬。但是很少有患者因口臭而就診，往往是通過嚼口香糖或噴口氣清新劑等方法來清爽口氣，其實這只能暫時抑制口中異味，治標不治本。雖然患者一般無其他自覺症狀，但口臭其實是身體機能變化的一種徵象，若長期忽略，會延誤其他疾病的治療。

傳統醫學中將口臭稱為「出氣臭」「臭息」。中醫學認為，口臭主要因臟腑功能失調、胃熱薰蒸所致，多歸屬於胃熱證、胃陰虛證，因思慮過度，勞傷心脾，心脾積熱，大便不通，火性炎上，或腎陰不足，不能滋養胃陰，胃陰不足，虛火上炎所致。病位主要在脾胃，與心、肝、肺、腎也有密切的關系。中醫辨證論治將口臭分為以下幾種證型。

胃腑積熱型

此類患者素有便祕，口乾口臭，兼見面紅身熱，心煩不寧，脘腹脹滿，大便乾結，小便短赤，舌紅苔黃。治宜通腑泄熱，行滯通便。

濕熱內蘊型

此類患者往往有長期飲酒史，表現為口氣臭穢，兼見噯氣吞酸，頭暈身重，胸悶不舒，大便黏滯不爽，小便短赤，舌苔厚膩。治宜清熱利濕，行氣導滯。

飲食停滯型

此類患者多因飲食不節而引起，表現為口氣臭穢，兼見脘脹不適，噯腐酸臭，納差，大便臭如敗卵，夾有不消化食物，舌苔厚膩。治宜健脾消食導滯。

脾虛濕滯型

此類患者多表現為口臭納呆，兼見胃脘脹痛，乏力身困，便祕或大便溏稀，舌淡胖，邊有齒痕，苔白膩。治宜補氣健脾，化濕行滯。

胃陰虧虛型

此類患者多表現為口乾口臭，兼見咽乾口燥，心煩失眠，手足心熱，饑不欲食，大便秘結，舌紅苔少。治宜養陰清熱，益胃生津。

小妙方：藿香茶

【原料】藿香5克，薄荷3克，佩蘭5克，降香5克，苦蕎10克。

【作法】將上藥置於玻璃杯中，煮沸水沖泡10分鐘，或沸水沖泡15分鐘飲服。

【功效】芳香除臭，清利濕熱。尤其適用於因濕濁困脾、濁氣上泛而致口臭者。

飲食上，減少攝取高脂肪、高糖、高蛋白質飲食，多吃富含維生素的食物，如西瓜、蘋果、柑橘、香蕉等，多吃粗糧，如番薯、玉米、蘿蔔等，多吃新鮮蔬菜，保持大便通暢，少吃或不吃肥甘厚味辛辣之品，少抽煙喝酒，防止濕熱內生。多飲水，水中的氧氣有抑制厭氧菌的作用。生活習慣上，掌握正確的刷牙方法，使用牙線、牙間隙刷、漱口水和口氣清新劑，保持良好口腔衛生。

小妙方：鹹魚頭豆腐湯

【原料】鹹魚頭1個，豆腐數塊，生薑1片。

【作法】洗淨所有材料，鹹魚頭斬件稍煎後與生薑同放入煲內，加入適量清水用猛火滾約半小時，放入豆腐再滾20分鐘便可。

【功效】鹹魚頭味甘兼具清熱作用，豆腐性涼，有清熱解毒之效，對於口腔潰瘍、牙齦腫痛、口臭及便祕等都甚有功效。

小妙方：桂菊茶

【原料】桂花、菊花各6克，

【作法】桂花、菊花用開水沖泡，每天一劑分兩三次沖泡飲用。

【功效】適用於胃熱上蒸型口臭患者，有芳香清胃的效果。

小妙方：黃瓜粥

【原料】黃瓜50克，白米100克。

【作法】黃瓜去皮切片，與白米同煮粥，隨意服食。

【功效】專治肝火盛或內濕引致的口臭。

花椒蒜醋液治療甲癬

甲癬，俗稱灰指甲，因病甲失去光澤、增厚灰白而得名。從醫學角度而言，甲癬是一種由皮膚癬菌引起的常見足部真菌感染性疾病，又稱為甲真菌病。特點是起病緩慢，病程持久，有傳染性，且頑固難治，多發生在溫暖、潮濕地區。多數先從甲的游離緣或兩側開始，單個發病，後蔓延擴展，常在數年後累及整個甲板，表現為病甲增厚呈灰白色，逐漸發黃變黑，甲面不平，甲緣不齊。

甲癬屬於中醫學中「鵝爪風」的範疇。癬的病因是濕熱蟲毒，發病與風、濕、熱邪的浸淫有關。毒邪日久蔓延至甲板，濕毒內聚，氣血凝滯，爪甲失去榮養；或外感蟲邪，血虛風燥，瘀阻脈絡，肌膚失養，血不榮甲；或肝血虧虛，無以濡養爪甲而成。故治療以清熱燥濕、殺蟲祛風為主，兼以滋陰養血補肝。

甲癬常常由手足癬直接蔓延而成，所以積極治療手足癬、體癬及股癬是預防甲癬的關鍵。花椒蒜醋液對甲癬療效明顯。甲癬患者可用中藥泡醋進行護理。原料：花椒30克，獨頭紫蒜15枚，白醋1瓶。作法：搗碎花椒及獨頭紫蒜，加白醋500毫升，浸泡半月。倒出適量浸泡液，用棉花棒蘸取外擦。方中花椒性溫，有溫中散寒、除濕、止痛、殺蟲、止癢之效，用於脘腹冷痛、嘔吐泄瀉、蟲積腹痛等，外治煎湯熏洗可治濕疹瘙癢。《神農本草經》記載花椒「主邪氣咳逆，溫中，逐骨節皮膚死肌，寒濕痹痛，下氣」。大蒜辛溫，具有健胃、止痢、止咳、殺菌、驅蟲等功效，《本草拾遺》曰「去水惡瘴氣，除風濕，破冷氣，爛痃癖，伏邪惡，宣通溫補，療瘡癬」。

日常生活中，應保持環境清潔乾燥，常開窗通風。注意個人衛生，養成勤洗手、勤洗腳、勤剪指甲的好習慣，經常晾曬被褥，勤換衣襪。毛巾、拖鞋、臉盆等應專人專用，定期消毒，避免與家人交叉使用，外出住宿最好使用個人衛生用品。儘量不去衛生條件差的公共澡堂或洗腳處，以免被傳染。不要在指甲上使用劣質的化學用品。

荷葉烏龍茶治療肥胖症

現今，隨著人們生活水準的提高，肥胖症患者越來越多。肥胖是指人體攝入的能量大於消耗，多餘的能量在體內轉變為脂肪，大量蓄積後使體重超過正常值20％以上。世界衛生組織計算標準體重的方法，男性為（身高減80）×70％，女性為（身高減70）×60％。肥胖症患者平時多氣虛懶言、嗜睡倦臥、四肢無力，稍一活動就頭暈心悸、氣短多汗。肥胖不僅影響外貌形態，不利社交生活，而且容易引起多種疾病，如糖尿病、脂肪肝、膽囊炎、高血壓、冠心病以及癌症等。女性常出現月經不調、不孕不育、更年期綜合症等併發症，嚴重損害健康和壽命。

遺傳與體質因素、飲食與運動因素、精神與情志因素都可引起肥胖。中醫學認為，肥胖病與稟賦異常、飲食不節、過度安逸、情志失調有關，又因平素缺乏鍛鍊，久臥久坐，以及年老陽虛所致。其病多為本虛標實之證。本虛以脾腎氣虛為主，兼見肝膽疏泄失調。標實以膏脂、痰濁為主，常兼有水濕、血瘀、氣滯。應補虛瀉實，平衡陰陽，其中以健脾祛濕為治療大法。臨床上將肥胖症分為以下幾型。

脾腎兩虛型

此類患者主要是因為先天不足，腎陽不能溫煦脾土所致。兼見困倦無力、腰酸腿軟、陽痿陰冷、舌淡苔薄等。治療宜補脾固腎，溫陽化濕。

脾虛濕阻型

此類患者主要是因為脾失運化，不能化氣行水，濕濁內聚所致。兼見疲乏少氣、肢體困重、尿少、納差、腹滿、舌淡苔膩等。治療宜健脾益氣，祛痰化濕。

肝鬱濕阻型

此類患者主要是因為肝膽疏泄失於調暢，氣機升降失常，化濕無力所致。兼見胸脅苦滿、胃脘痞滿、月經不調或閉經、失眠多夢、舌質色黯等。治療宜疏肝清熱，理氣化滯。

胃熱濕阻型

此類患者主要是因為飲食所傷，生濕化熱，濕熱積於胃腸耗傷津液。兼見頭暈頭漲、消穀善饑、肢重困楚、倦怠無力、口渴喜飲、舌苔膩微黃等。治療宜祛痰化濕，通腑泄熱。

氣滯血瘀型

此類患者主要是因為長期勞累或鬱怒，或是久食肥甘厚味，痰瘀漸生，阻滯脈絡所致。兼見頭昏、頭漲、頭痛、腰痛酸軟、五心煩熱、舌尖紅苔薄等。治療宜活血化瘀，理氣通絡。

中醫減肥，治療手段多樣。服用中藥湯劑，可辯證地祛痰濕、健脾胃、活血行氣，有效調理身體臟腑功能。此外，針灸拔罐減肥能夠疏導局部經絡以排除體內毒素，促進新陳代謝；按摩減肥法可加快血液循環和脂肪燃燒，特別適用於麒麟臂（手臂壯碩）、啤酒肚；點穴療法即通過按摩身體的穴位改善內分泌功能，最適宜局部減肥，特別是肌肉豐厚的背部和腿部。日常生活中可服用荷葉烏龍茶，利尿消腫，降脂減肥。

小妙方：荷葉烏龍茶

【原料】荷葉10克，烏龍茶葉5～10克。

【作法】荷葉、烏龍茶葉泡茶。三餐飯前、飯後各飲用1次。

【功效】輕身減肥、清暑利濕、開胃消食、利尿通便、涼血止血等。

總之，無論是何種病因導致的肥胖症，都應該做到藥物、飲食、運動等多種治療措施相結合。飲食以高營養低能量為原則，多吃粗纖維食物、綠葉蔬菜、新鮮水果、豆乳製品和含高蛋白的食品，如冬瓜、黃瓜、蘿蔔、豆芽、豌豆苗、黑木耳、蒟蒻、馬鈴薯、玉米、麥芽等。此外，設定目標做運動，積極預防和治療肥胖症。

第九章

掃除憂鬱好心情，
調節心神有妙方

銀耳蓮子粥治療焦慮症

人們對環境中一些即將來臨的、可能會造成危險和災禍的威脅或者要做出重大努力的情況進行適應時，主觀上出現緊張和一種不愉快的期待情感就是「焦慮」。程度嚴重時，會變為驚恐。焦慮是一種很普遍的現象，在考試、登臺演講或表演、會見重要人物前，都常有焦慮的體驗。焦慮使人不快，常驅使人避開引起焦慮的事物，且這種焦慮反映一般在事過境遷後就可以解除。因此，從心理學上看，焦慮具有保護性意義，但過度的、無端的焦慮則被視為醫學問題。

中醫認為焦慮症屬於中醫情志病範疇，與中醫七情中的「驚」「恐」相近，因此，焦慮症中醫應命名為「驚恐證」。焦慮症主要與心、肝、腎三臟關系密切，尤以肝為主，而肝鬱氣滯是本病的病理關鍵。

中醫把焦慮症分為心脾兩虛、陰虛火旺、肝氣鬱結、心神不寧、氣鬱化火、痰熱上擾六種常見的證型。

心脾兩虛型

精神心理症狀以心血管系統症狀與失眠為主，多以心悸、膽怯、心慌不安為主。失眠主要以難以入睡、易醒、睡眠不深、多夢為主，而夜驚、醒後感疲倦的症狀要較前面輕，緊張多為有莫名緊張感，不能放鬆甚至感到不安。

陰虛火旺型

精神心理症狀為認知功能與抑鬱心境症狀突出，以注意力不能集中、記憶力差、喪失興趣、對以往愛好缺乏快感為主，伴有失眠、害怕、肌肉系統症狀如肌肉酸痛、四肢困倦不適等，自主神經系統症狀如潮熱汗出、口乾等以及行為的異常表現。

肝氣鬱結型

精神心理症狀特徵概括為，在感覺系統症狀中以視物模糊、發冷發熱為主；緊張不安、情緒反常、易哭、易疲勞；同時還有抑鬱心境如早醒、晝重夜輕、嘆息、喪失興趣等；呼吸系統症狀如胸悶、嘆息等；胃腸道症狀如噯氣，伴有消化不良、口乾等症狀。

心神不寧型

主要為緊張，多為情緒反常、易哭、顫抖、感到不安、血管跳動感、昏倒感、脈搏脫漏；害怕黑暗、陌生人及一人獨處；說話時行為多表現為緊張不能鬆弛，忐忑不安，咬手指，緊緊握拳，摸弄手帕，面肌抽動，不停頓足，手發抖、皺眉，表情僵硬，肌張力高，嘆息樣呼吸，面色蒼白；可伴有視物模糊，發冷發熱，口乾，面色潮紅、蒼白的感覺。

氣鬱化火型

精神心理症狀特徵概括為，說話時生理表現有心率呼吸加快，瞳孔放大，眼瞼跳動，易出汗，眼球突出；常有緊張感，易疲勞，不能放鬆，情緒反應明顯；伴有腸鳴、腹瀉、體重減輕、便祕等，以及多夢、夢魘、注意力不能集中、記憶力差的失眠與認知功能症狀。

痰熱上擾型

精神心理症狀特徵概括為，擔心、擔憂的焦慮心境症狀突出，心跳過速、心悸；與人交談時感到緊張不能放鬆，忐忑不安，咬手指，緊緊握拳，摸弄手帕，面肌抽動；肌肉抽動，肢體抽動，牙齒打戰，聲音發抖；感到緊張、顫抖與不安；失眠多夢、夢魘，夜驚、醒後感疲倦；伴有感覺系統症狀、胃腸道症狀。

對於焦慮症，西醫一般會開抗焦慮的藥物，副作用較大。中醫養生食療可以喝銀耳蓮子粥。

小妙方：銀耳蓮子粥

【原料】銀耳20克，蓮子20克，白米50克，金針菜20克。

【作法】洗淨上述食材，用清水泡發銀耳、金針菜，把金針菜切成短節，連同白米、蓮子一同置鍋中，加水中量，煮粥食用。

【功效】養心安神，解鬱除煩。

不要過度關心焦慮症的患者，因為那樣等於貼上一個焦慮症的標籤。適度給予關心和照顧就好，讓患者做一些力所能及的事情，轉移患者的注意力；家屬要保管好藥物，並督促病人服藥治療。若大量服用抗焦慮藥會有一定的危險性，因此由家屬保管藥物會更安全；多吃蔬果，補充維生素C，提高身體免疫力；多吃主食補充醣類，醣類可以幫助增加血清素，促進增加愉悅感；多吃對肝臟有益的食物，增加愉悅感。

艾灸、食療治療失眠

失眠是以睡眠時間不足，睡眠深度不夠及醒後不能消除疲勞、恢復精力為主要特徵的病症。失眠雖不屬於危重疾病，但常妨礙人們正常生活、工作、學習和健康，而且會加重或誘發心悸、胸痹、眩暈、頭痛、中風等病證。頑固性失眠，會給病人帶來長期的痛苦。

情志所傷，心火內熾，肝鬱化火，或由思慮太過，損傷心脾，神不守舍，會導致失眠；飲食不節，過饑或過飽，均會導致失眠，中醫常講「胃不和則臥不安也」；病後、年老久病、產後失血等，心血不足，心失所養以致失眠；心虛膽怯，暴受驚恐，神魂不安，以致夜不能寐或寐而不酣；素體陰盛，兼因房勞過度，心火獨亢；或肝腎陰虛，肝陽偏亢，火盛神動，心腎失交而神志不寧。這些都是導致失眠的重要因素。

對於失眠，可以選擇艾灸調理。鎮靜催眠藥物多有一定毒副作用，長期服用會導致成癮，對藥物產生依賴甚或失效。艾灸治療失眠簡單、安全又有效，並且無毒副作用，是治療失眠的最佳方式之一。

取百會穴艾灸3～5分鐘，以溫熱舒適為度。每天1次，7天為1個療程。灸百會穴可以提神醒腦，放鬆神經，改善局部微循環，同時可刺激大腦皮層，抑制大腦異常放電，使人放鬆而更容易入睡。湧泉穴灸30～60分鐘，每天1次，7次為1個療程。湧泉穴為腎經井穴，灸湧泉穴可滋腎水、降心火，從而促進睡眠。讓他人操作，灸著湧泉穴很快就能入睡。

但並不是所有症狀都適合艾灸，大部分失眠都屬於心神被擾，這種情況下入睡時往往會感覺到心煩意亂、夜不能寐，此時可以選擇食療的方法。

小妙方：柏子仁燉豬心

【原料】柏子仁15克，豬心1個。

【作法】洗淨豬心，將柏子仁放入豬心內，隔水燉熟即可。

【功效】養心安神，補血潤腸。

當然，除了食療，改變生活習慣也是一個重要措施。調整睡眠節律，養成適當的睡眠、覺醒習慣，就是我們常說的「生理時鐘」。為了提高睡眠品質，一般建議晚上9點～11點入睡，早上起床時間以確保8點以前可以吃早餐為準。若晚上睡不好，原則上白天不宜補覺，若實在疲勞，可以在中午12點左右午休半小時。

養成良好的飲食習慣。失眠患者要避免飲用大量咖啡、濃茶等，以免影響深度睡眠。睡前不可吃得過飽，也要注意避免大魚大肉和辛辣刺激性食物，晚餐以清淡、易消化食物為好。

限制無效睡眠。床是溫暖的港灣，很多人貪戀床上的舒適，賴在床上的時間非常長。實際上，很多人每天躺在床上的時間足夠，但實際睡眠時間很短。

例如有人躺在床上8小時，而實際睡眠時間只有5小時，另外3小時屬於無效睡眠。無效睡眠越多，睡眠效率越差。不妨試試只在有睡意時上床，如果上床後15~20分鐘仍沒有入睡，則應立即下床，做些輕鬆的活動，放鬆身體與精神，直到出現睡意再上床。

睡前小習慣。有人習慣深夜用手機刷網路、看電視或看網路小說，看得眼睛特別疲勞才入睡，結果導致睡眠時間不足，第二天心情很糟糕，不能進入工作狀態。周而復始，造成了手機依賴，不能自然入睡。建議睡前心情不要興奮激動，避免看手機。可以選擇閱讀枯燥的讀物，如乏味的教材等。每晚睡前用溫水泡腳10分鐘並按摩足部，能有效促進血液循環，有利睡眠。

桂圓紅棗粥治療心悸心慌

心悸是心中悸動不安的一種自覺症狀，俗稱「心慌」，多數人在情志刺激、驚恐、緊張、勞倦、飲酒、飽食等情況下，都有過心悸心慌的體驗。現代中醫發現，心悸一般由以下原因引發：

體虛。先天稟賦不足，素體虛弱，或久病失養，勞欲過度，氣血陰陽虧虛，以致心失所養，發為心悸。

飲食不節，勞倦太過。嗜食膏粱厚味，煎炸燒烤，助生痰濕，擾亂心神而致心悸；或勞倦傷脾，或久坐臥傷氣，引起生化之源不足，而致心血虛少，心失所養，神不潛藏，而發為心悸。

七情所傷。平素心虛膽怯，突遇驚恐或情懷不適，悲哀過極、憂思不解等七情擾動，忤犯心神，心神動搖，不能自主而心悸。

感受外邪。感受風寒濕邪氣，合而為痹，內舍於心，痹阻心脈，心之氣血運行受阻，發為心悸；或風寒濕熱之邪，由血脈內侵於心，耗傷心之氣血陰陽，亦可引起心悸。

藥物中毒。藥物過量或毒性較劇，損害心氣，甚則損傷心質，引起心悸，如附子、烏頭，或西藥銻劑、洋地黃、奎尼丁、腎上腺素、阿托品等，用藥過量或不當時，均能引發心悸。

心悸患者應經常保持心情愉快，精神樂觀，情緒穩定，避免驚恐及憂思惱怒等不良刺激，防止喜怒等七情過極。飲食有節，吃營養豐富易消化吸收的食物，注意休息，少房事，少吃含動物脂肪多的食物，忌過飽、過饑，少進鹹、辣和酒、煙、濃茶、咖啡等，宜低脂、低鹽飲食。心氣陽虛者慎過食生冷；心氣陰虛者忌辛辣炙煿；痰濁、血瘀者忌過食肥甘；水飲淩心者宜少鹽。

生活要有規律，若病勢纏綿，應堅持長期治療。獲效後亦應注意鞏固治療，可服人參等補氣藥，改善心虛症狀，增強抗病能力。積極治療原發病。症狀輕可從事適當體力活動，以不覺勞累、不加重症狀為度，避免劇烈活動。重症心悸應臥床休息，還應及早發現變證、壞病的先兆症狀，結合心電監護，積極準備並做好急救治療。

小妙方：桂圓紅棗粥

【原料】桂圓10克，紅棗10克，白米50克。

【作法】上述食材洗淨置鍋中，加水中量，煮粥食用。早晚空腹食用。實證表現不可亂加服用。本方不適合體格健壯的人保健，感冒發熱、咽喉紅痛、大便乾燥的患者不宜食用，多怒、脾氣急躁、肝火旺者勿服，高血壓者慎服。

【功效】健脾補血，養心安神。適用於虛證為主要表現的心悸心慌。

甘麥紅棗湯治療臟燥

我們所說的更年期綜合症，相當於中醫裡的臟燥症，但臟燥症的內涵要遠遠大於更年期。「臟燥」的疾病一般都會表現為悲傷欲哭、出現心病，此時的女性和之前判若兩人，又容易出現打呵欠、伸懶腰，一副慵懶之象。

臟燥屬於現代醫學「癔症」範疇。癔症，又叫「歇斯底里症」，是精神官能症中的一種類型。本病患者多具有易受暗示、感情用事、富於幻想和好表現自己等性格特點，常由於精神因素如激動、驚嚇、委屈、悲傷等而突然起病，出現各種軀體症狀或精神障礙。

本病病證以精神情志異常為主，可發生於婦女各個時期，與病人體質因素關係密切，易發於陰液不足之體，如平素體質虛弱，而多憂愁思慮或因病後傷陰、因產後出血，致使精血內虧，五臟失於滋養，五志之火內動，上擾心神所致。臟燥的臨床症狀多種多樣，主要有以下幾種證型。

心血不足型

主要臨床表現：神疲恍惚，喜怒無常，呵欠頻頻，心煩不安，心悸失眠。舌淡薄，脈細弱無力。治法以養心安神、甘緩和中為主。

陰虛火旺型

主要表現為：心煩易怒，夜寐久安，夢多善驚，坐臥不定，時悲時笑，溲赤便祕。苔黃舌紅，脈細數。治法：以滋陰降火，平肝清心。

痰火上擾型

主要表現為：心胸痞悶，喉中痰黏，煩亂即怒，甚則狂怒，毆打扯衣棄物，或意識不清，語無倫次。苔黃膩，舌紅，脈濡數。治法：清熱滌痰，安神開竅。

肝腎不足型

主要表現為：神志恍惚，無故悲傷喜哭，不能自控，呵欠頻頻，徹夜不寐，轟熱汗出，心悸神疲。苔薄，脈細。治法：補益肝腎，平調陰陽。臟燥症患者在放鬆精神的同時，可以服用甘麥大棗湯。飲食調養上要忌辛辣刺激性食物，平時常服清淡滋陰食品，如銀耳、百合等。

小妙方：甘麥紅棗湯

【原料】甘草10克，淮小麥100，紅棗10克。

【作法】洗淨食材，加水500毫升，大火煮開後改小火煎至200毫升服用。早晚溫服。

【功效】養心安神，和中緩急，主治臟燥。症見精神恍惚，常悲傷欲哭，不能自主，心中煩亂，睡眠不安，甚則言行失常，呵欠頻作，舌淡紅苔少，脈細微數。

方中小麥為君藥，養心陰，益心氣，安心神，除煩熱。甘草補益心氣，和中緩急，為臣藥。大棗甘平質潤，益氣和中，潤燥緩急，為佐使藥。

臟燥症患者宜清淡飲食，適當運動。每天持續溫水泡腳，按揉足三里穴和三陰交穴。本病之發生與素體臟虛、陰液不足有關，平素宜服滋陰潤燥之品，忌服辛苦酸辣之物，以免灼傷陰液，導致陰虛火旺，熱擾心神。生活要有規律。本病在藥物治療過程中可配合精神心理療法，要注意緩解緊張情緒，為患者創造一個舒適、輕鬆的環境。臟燥患者發病時，首先要控制其言行，讓患者鎮靜下來，以免發生意外，嚴重時要立即送醫院。

茯神百合飲治療憂鬱

抑鬱是以心境低落為主症的精神狀態。正常人在某些時候會出現鬱悶、憂傷、沮喪、缺少快樂、心情不佳等短暫的抑鬱情緒，屬於人之常情。這種抑鬱狀態有明顯的情境性，就是某些特定事件或情境引發了這種情緒，而隨著時過境遷，抑鬱情緒就會淡化和消失。抑鬱性神經症則屬於病態，表現為人在大多數時間裡感到心情沉重、沮喪、暗淡，對工作缺乏興趣和熱情，缺乏信心，並伴有軀體症狀，如睡眠障礙、頭痛、背痛、四肢痛、胃部不適、精神不振、疲乏等，有時也可能產生輕生的念頭。此類抑鬱發作與生活事件和性格都有較大關係。而憂鬱症則是一種以情感持續性低落為基本特徵的精神病。其主要症狀表現為，持久的情緒低落，思維遲緩以及言語、行為的減少，並伴隨有明顯的精神運動性阻滯，有自罪觀念、妄想和幻覺，患者嚴重缺失自知力，不承認自己有病，甚至有躁狂的發作史。

一般抑鬱狀態、抑鬱性神經症與憂鬱症的區別是非常明顯的，不能混為一談，不要看到誰「抑鬱了」就隨便給人扣「憂鬱症」的帽子。

造成憂鬱的原因

一、社會心理因素。隨著人們的生活水準提高，生活節奏也在不斷加快，隨之而來的生存壓力與競爭壓力也逐漸加大。暴漲的物價、不斷提升的醫療費用、就業問題、子女教育問題、父母贍養的問題等等，這些實際問題時刻壓抑著人們，使我們長時間處在高度緊張的狀態，因而容易誘發人的悲觀情緒，為抑鬱產生的重要因素。

二、個人心理因素。一般認為外向型的人開朗、熱情、愛說話、善交際，不容易抑鬱；而內向型的人沉默寡言、自閉、愛獨處、不願意交流，是憂鬱病症的高發人群。其實現代社會很多看似外表樂觀開朗的人往往更容易患上憂鬱症，很多搞笑諧星都有抑鬱傾向，有人形象地說這些看似樂觀的人患抑鬱是「把自己當成了祭品放在祭臺上」。

中醫稱現代憂鬱症為「鬱症」，憂鬱症的原因有多種，包括人的臟腑功能紊亂，肝氣鬱結逐漸引起五臟氣機不和。肝臟喜歡抒發與條達，惡抑鬱，若患有憂鬱症，則肝臟疼痛，心情堵塞。鬱症的主要表現為心情抑鬱，心神不寧，脅肋脹痛，或易怒善哭，以及咽中如異物梗阻、失眠等各種複雜症狀。

脾腎陽虛型

主要表現為在情感抑鬱等症狀的基礎上，兼見嗜臥少動，驚恐多疑，自責自罪，甚或有輕生厭世的意念或行為，消瘦乏力，腹脹便溏。

心脾兩虛型

主要表現為在情感抑鬱等症狀的基礎上，兼見心悸易驚，失眠健忘，自覺思維遲鈍，工作或學習效率下降，有自責自罪及疑病傾向，消極緘默。

肝虛氣滯型

表現為情感抑鬱，悲觀失望，憂心忡忡，興致索然，面容愁苦，沉默寡言，其情感變化有晝重夜輕的特點，如白晝抑鬱，入夜稍緩或興奮，甚或判若兩人。

小妙方：茯神百合飲

【原料】龍齒30克，石菖蒲10克，柏子仁10克，茯神30克，百合15克。

【作法】洗淨上藥，加水５００毫升，煎取３００毫升，代茶飲用，兩頓服下。

【功效】鎮靜安神，養陰除煩。

國家圖書館出版品預行編目資料

溫養不痛經：全方位呵護女性的中醫小妙方 / 余應偉作. -- 初版. -- 新北市：世茂, 2019.03
面； 公分. -- (生活健康 ; B452)
ISBN 978-957-8799-65-3(平裝)

1.婦科治療　2.月經　3.中醫

413.61　107022449

生活健康B452

溫養不痛經：全方位呵護女性的中醫小妙方

作　　者 / 余應偉
主　　編 / 陳文君
責任編輯 / 楊鈺儀
封面設計 / 林芷伊
出 版 者 / 世茂出版有限公司
地　　址 / (231)新北市新店區民生路19號5樓
電　　話 / (02)2218-3277
傳　　真 / (02)2218-3239（訂書專線）、(02)2218-7539
劃撥帳號 / 19911841
戶　　名 / 世茂出版有限公司
世茂網站 / www.coolbooks.com.tw
排版製版 / 辰皓國際出版製作有限公司
印　　刷 / 祥新印刷股份有限公司
初版一刷 / 2019年3月

I S B N / 978-957-8799-65-3
定　　價 / 350元